U0110797

健康加油站3

不孕症治療

周雲雁 編著

大展出版社有限公司

前　言

想要擁有自己親生孩子的心情，是無法以道理來加以說明清楚的。一位四十多歲的女性，因為罹患不孕症，雖結婚二十年了，始終無法懷孕生子，但她仍毫不灰心的說道：「無法成為母親是我最大的敵人，為了打倒這個敵人，我會不斷的努力。」這種與不孕搏鬥的精神，著實令人肅然起敬。

不孕症以婦產科學而言，是指雖然有定期的夫妻生活，但是，二年以上未懷孕的情形。不過，最近一年內如果沒有懷孕的徵兆，就將其視為不孕的醫生很多。

不孕症屬於比較特殊的疾病，也就是說，兩個人都很健康，也不覺得有什麼痛苦的自覺症狀。但是，為什麼無法擁有孩子呢？這點與其他疾病有很大的不同。

不孕症的確是一種疾病，原本應該擁有的孩子，可是自己卻沒有，身為當事者夫妻雙方的痛苦，是其他人無法了解的。長年不孕時，不只身體生病，連心理疾病都會因此引發。

年輕的女性，包括基礎體溫異常的人，月經不順、無月經的人，或月經較多或極端少的人，以及月經困難症的人，都算異常。不要等到一年，應該儘早接受治療。

二十五～四十五歲生殖年齡的夫妻中，十對中有一對罹患不孕症。其他疾病罹患率這麼高時，就會釀成大的社會問題，而不孕症雖有許多患者，卻無法得到社會大眾的了解，且現代造成不孕高危險的要因比以前更多了。

許多人想要累積工作經驗之後再結婚，大約想在三十五歲時擁有孩子。但是，卵巢的機能從三十五歲已經開始衰退，到了三十八歲時急速下降。近年來女性的壽命雖然延長，但就生殖年齡而言，一生之中只有十多年的時間，一定要牢記這一點。

不孕症的人無法將夫妻的煩惱大方的告訴他人，也許外表上看起來並不是很痛苦，其實內心是十分憂慮的。「世界上大部分事情只要努力就能達成夢想。」想要孩子的夢想沒有達成前，請不要放棄實現這個夢想，況且現代醫學如此發達，醫生必然能配合個人狀態謀求各種對策。

目錄

第二章 懷孕的過程

第三章　男性不孕症的診斷與治療

第四章 女性不孕症的診斷與治療

第五章 人工授精

第六章 體外受精

●圖解

了解不孕症

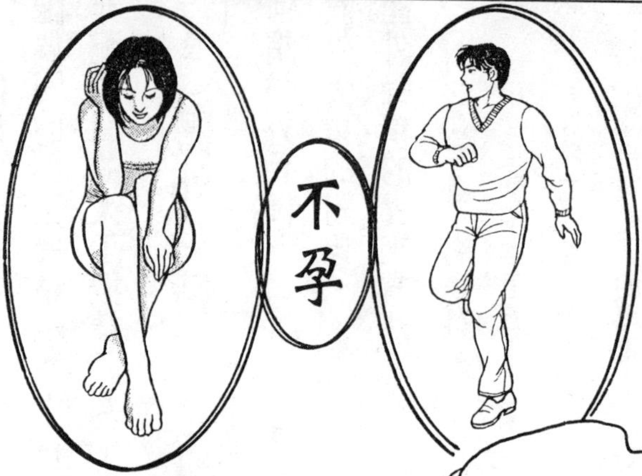

●不孕的原因男女比率相同。

●雖然兩人很想要個孩子，但是婚後一直無法懷孕，即稱為不孕。

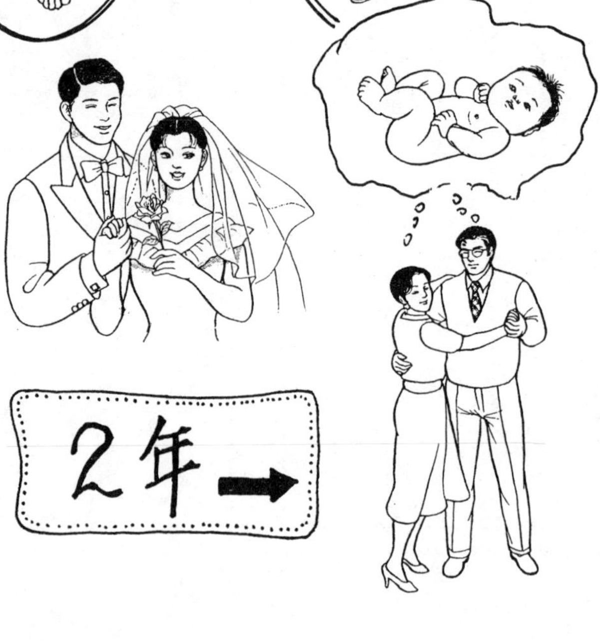

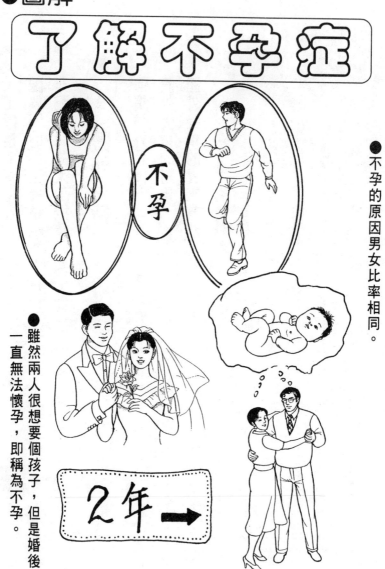

●夫妻倆都很正常，有時也無法懷孕。

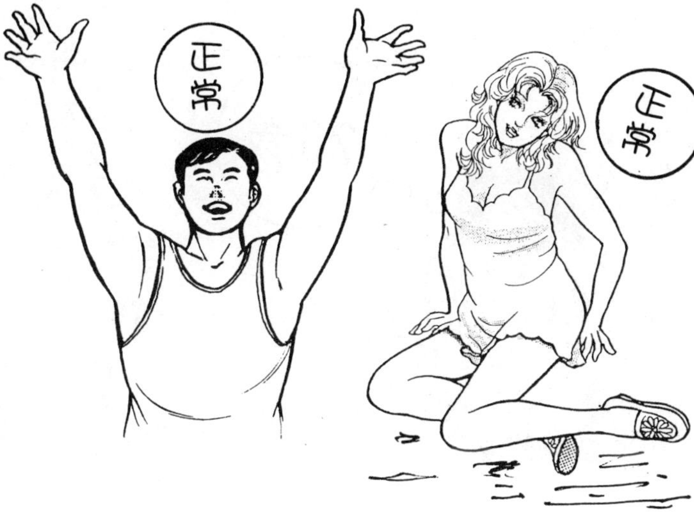

●不孕症與不育症

不育症

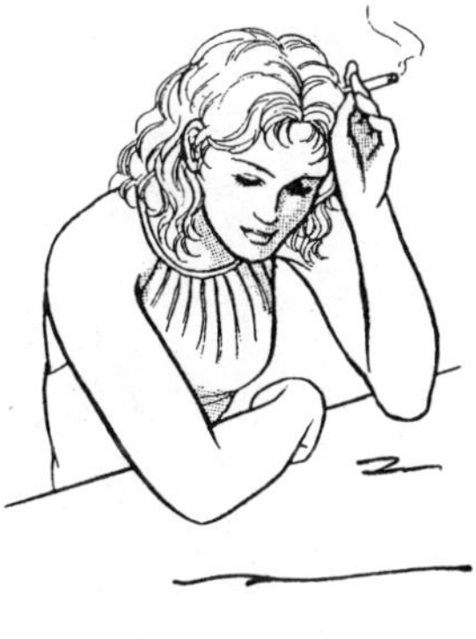

不孕症

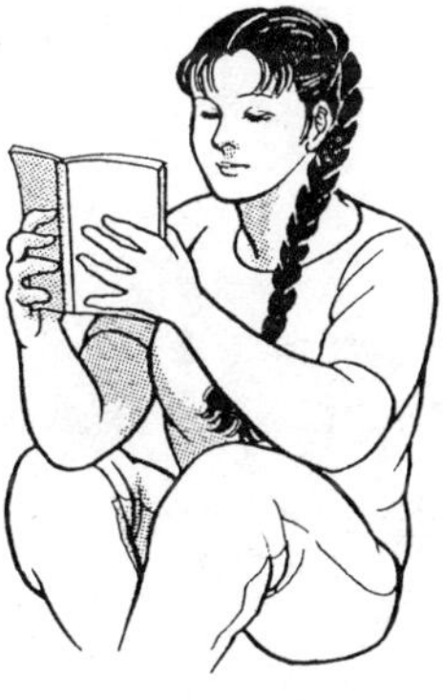

若有不瞭解之處，不要獨自煩惱，
應該儘快與醫生商量！

了解自己的身體狀況 ①

●成人後應每日記錄基礎體溫！

基礎體溫表最能顯示您的身體狀況，成人後應養成每日記錄的習慣！

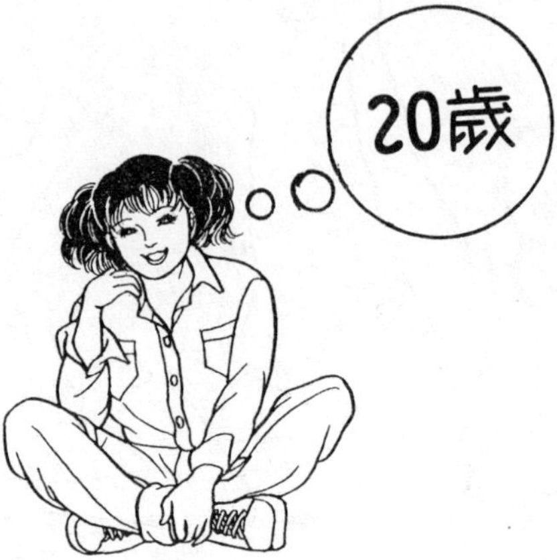

●測量基礎體溫時應注意的事項

＊儘量在同時、同地測量

＊早晨醒來時安靜的測量

＊身體狀況也要同時記錄

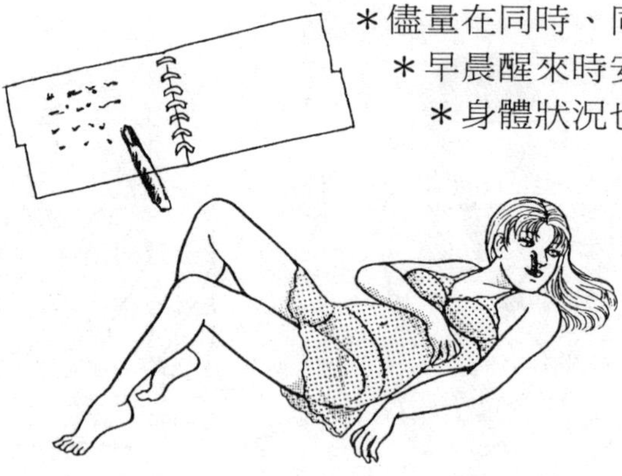

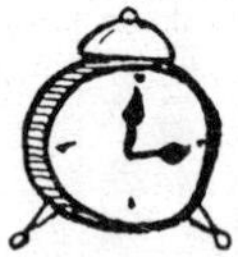

●正常的基礎體溫曲線

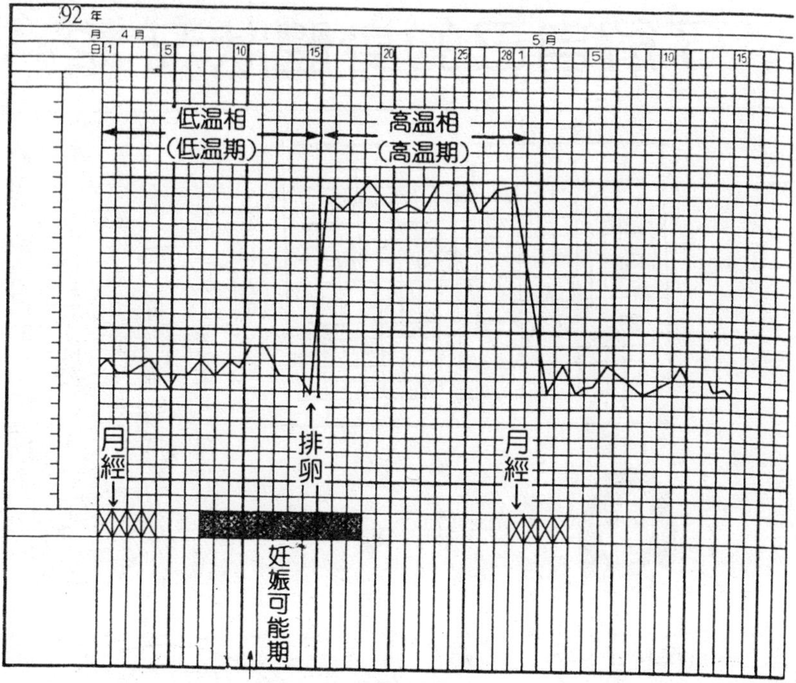

請多利用備註欄！

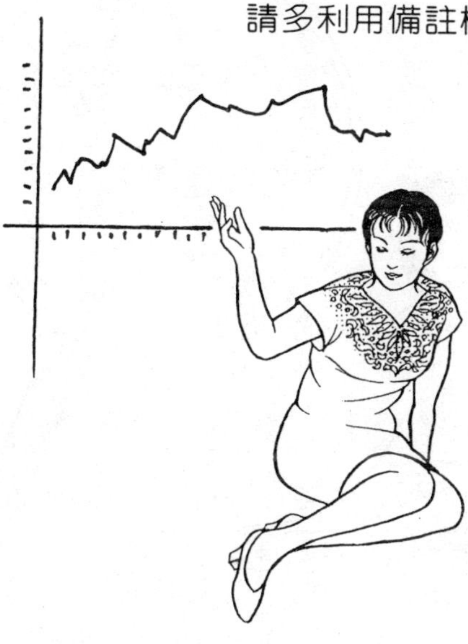

●基礎體溫表是探究不孕的線索

若沒有連續不斷記錄體溫，基礎體溫表則失去意義，每日確實記錄所測量的體溫，並遵守注意事項，基礎體溫表即是探究不孕原因的最好線索。

了解自己的身體狀況 ②

●應了解自己的月經週期！

記錄基礎體溫時必須確實記載下列事項。

①自己的月經週期有幾天？
②測量時身體狀況如何？
③經血量有多少？

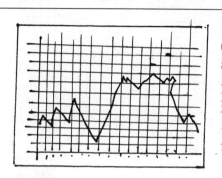

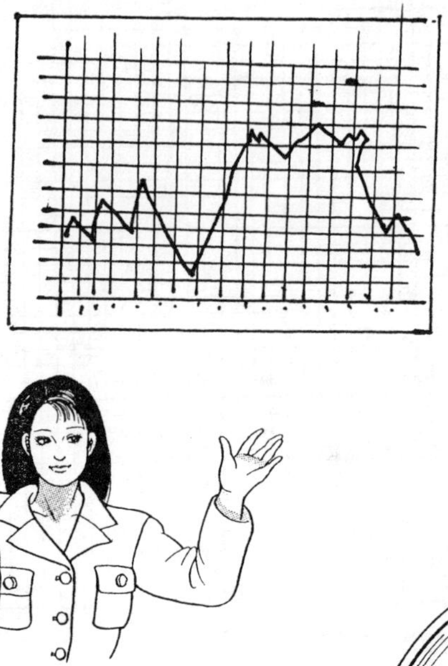

●了解月經時的身體狀況！

月經來潮時，身體感到疲倦、頭痛等狀況應了解。

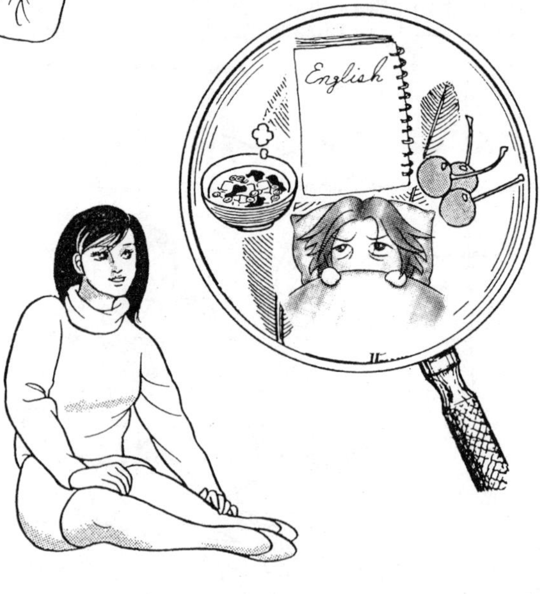

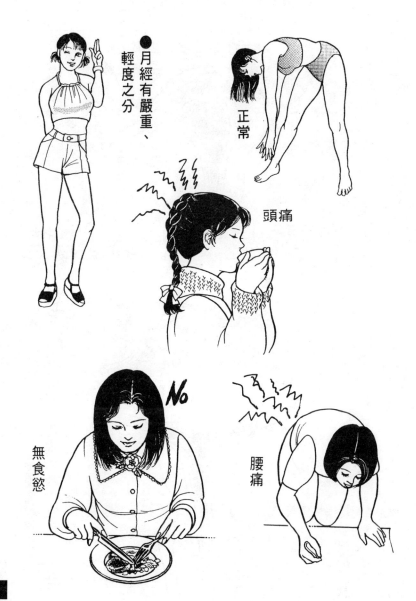

●月經有嚴重、輕度之分

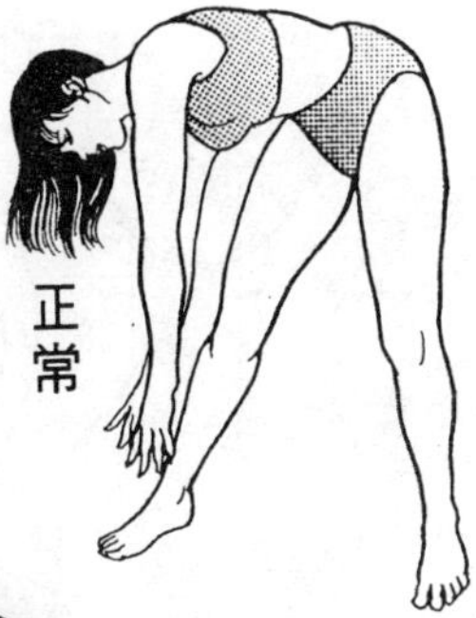

正常

頭痛

無食慾

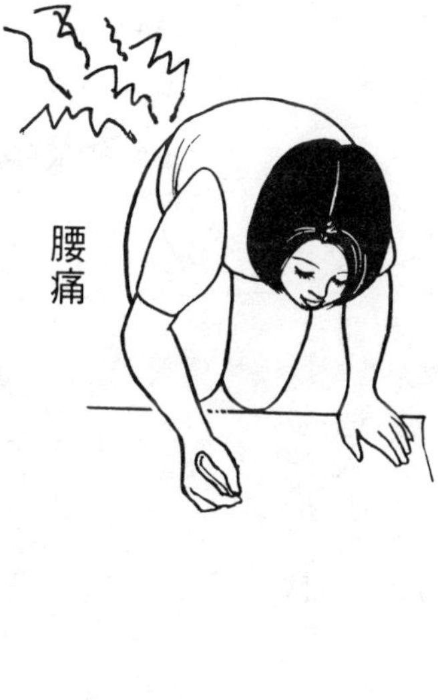

腰痛

了解懷孕的過程

●女性性器官的組織

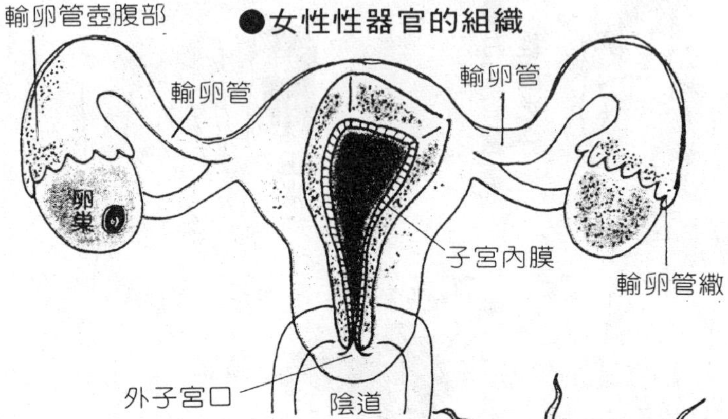

●受精

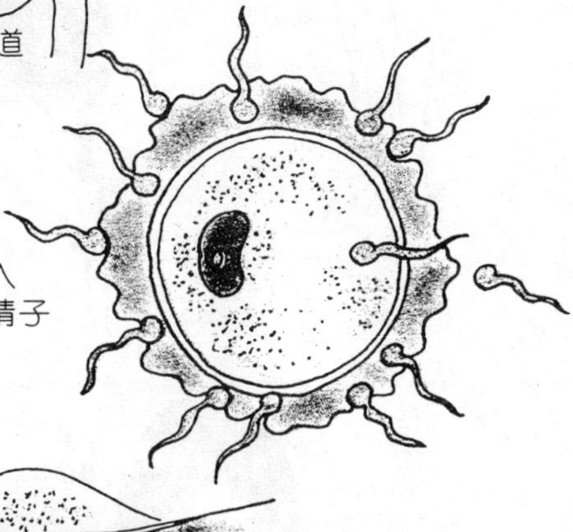

精子從陰道到子宮，再進入輸卵管內，與卵在輸卵管壺腹部相遇，此時即結合而受精。

●著床

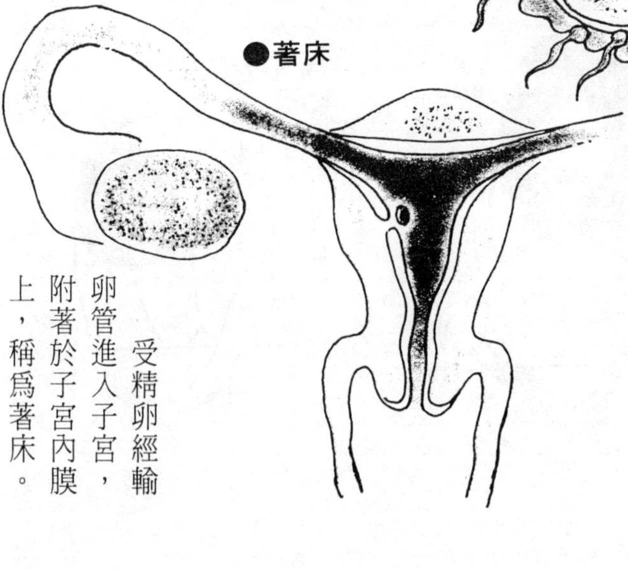

受精卵經輸卵管進入子宮，附著於子宮內膜上，稱爲著床。

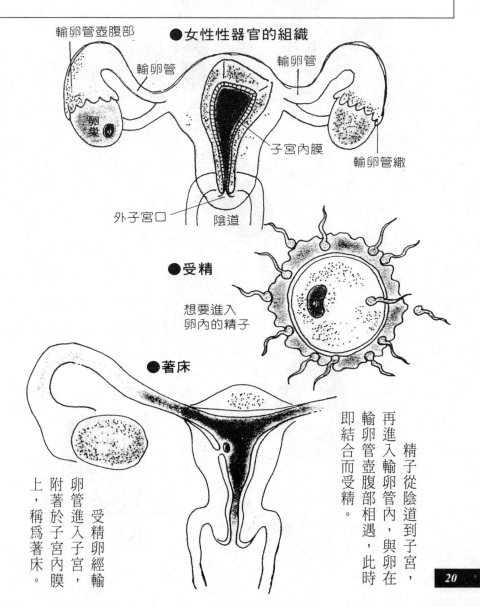

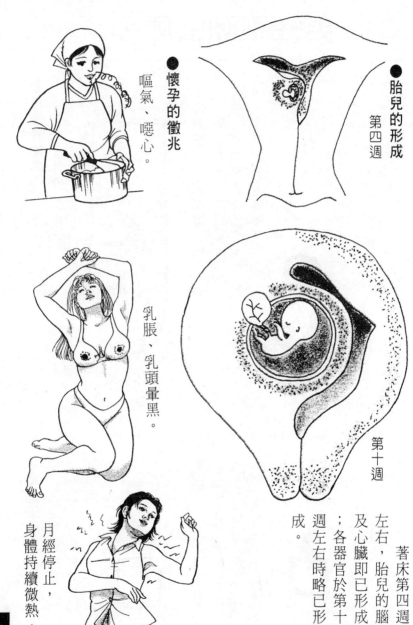

●胎兒的形成

第四週

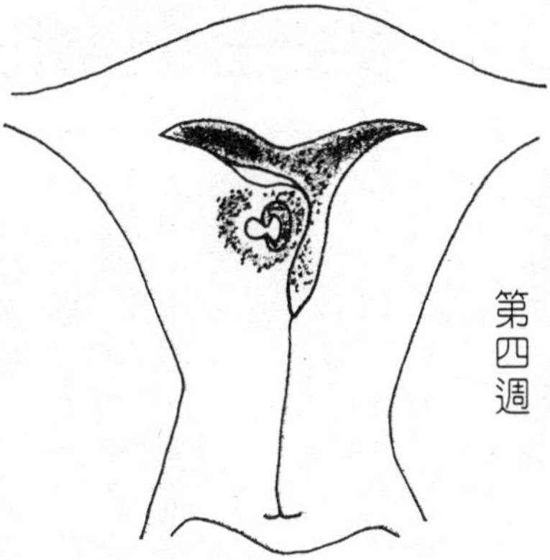

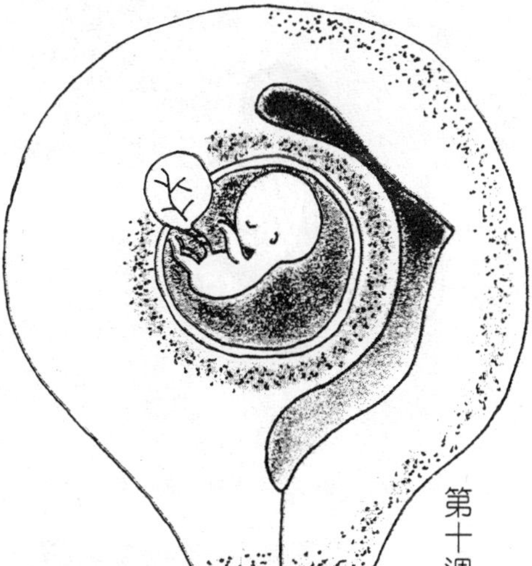

第十週

著床第四週左右，胎兒的腦及心臟即已形成；各器官於第十週左右時略已形成。

●懷孕的徵兆

嘔氣、噁心。

乳脹、乳頭暈黑。

月經停止，身體持續微熱。

男性不孕的原因

●精液異常時

精子的放射量少

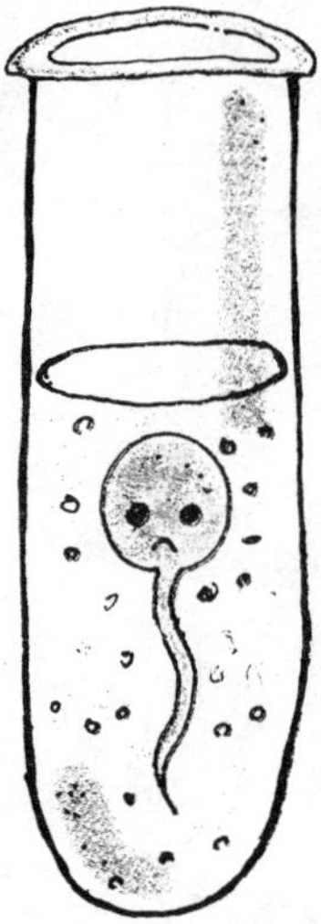

●職業是不孕原因時

有時由於工作的關係，經常處於緊張狀態中，精子活動則會不活潑。

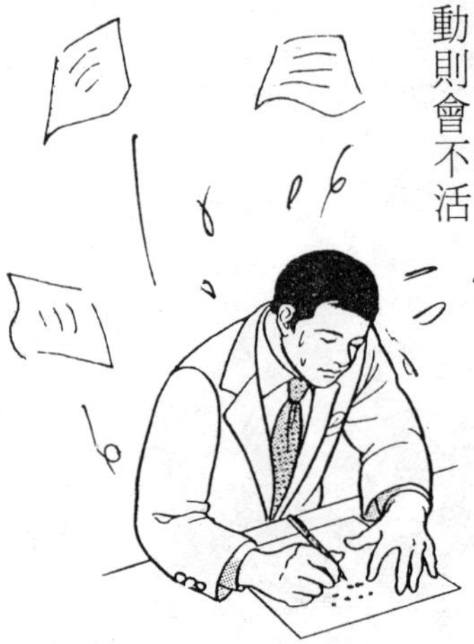

●酒是不孕原因時

長期大量飲酒，精子的動作則遲鈍，有時變成畸形。

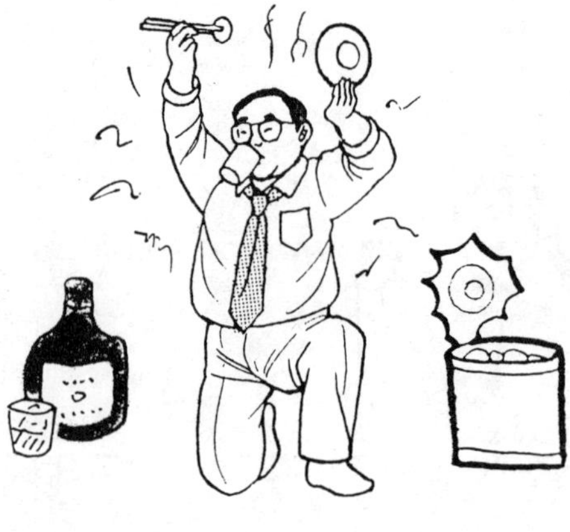

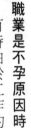

●交通事故是不孕原因時

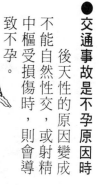

後天性的原因變成不能自然性交，或射精中樞受損傷時，則會導致不孕。

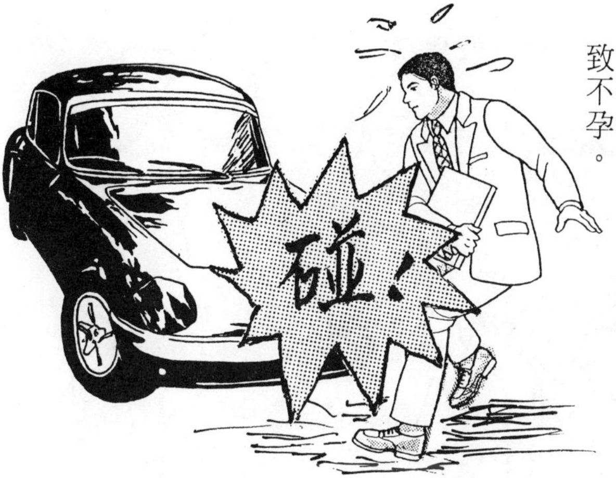

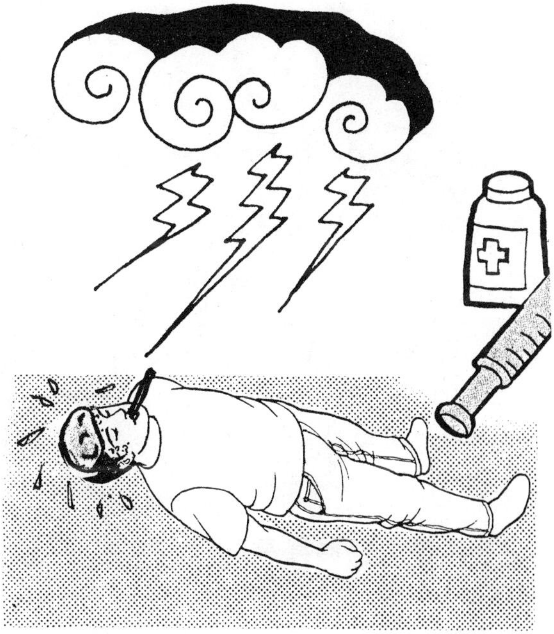

●既往症是不孕原因時

會發高燒的疾病，有時也會阻礙精子的形成。

女性不孕的原因

●排卵或月經異常

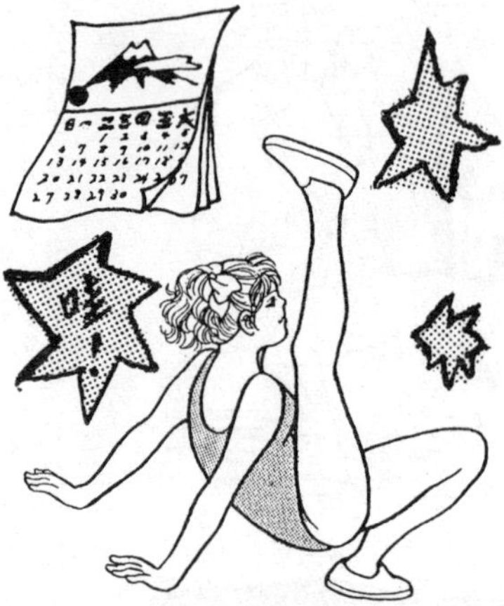

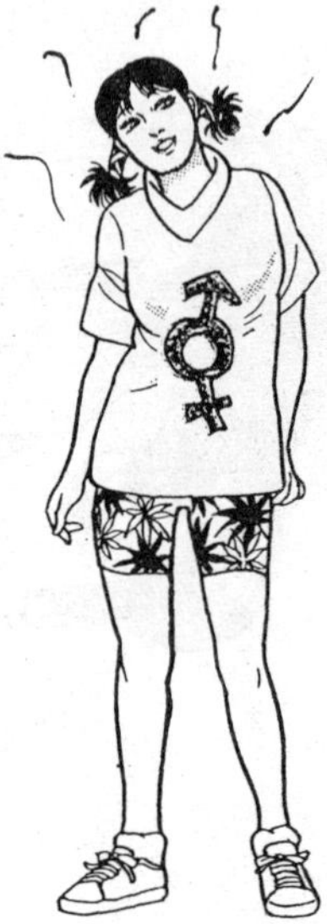

●輸卵管通行障礙

●抽煙或飲酒

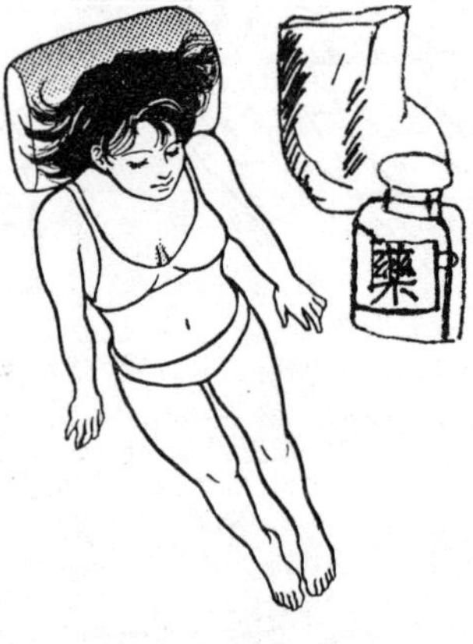

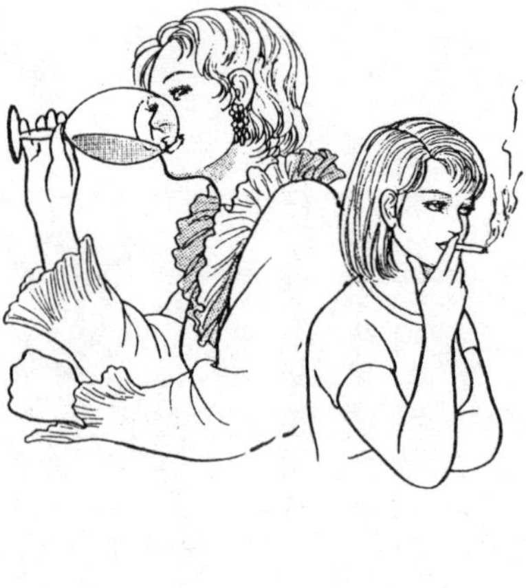

●內性器異常

●緊張不安

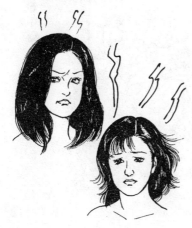

●太胖或太瘦

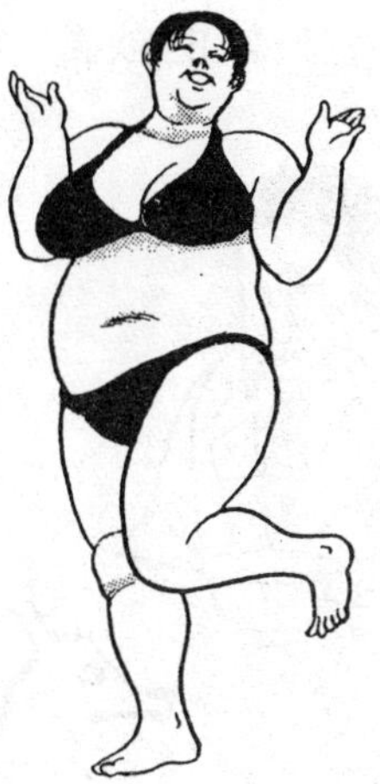

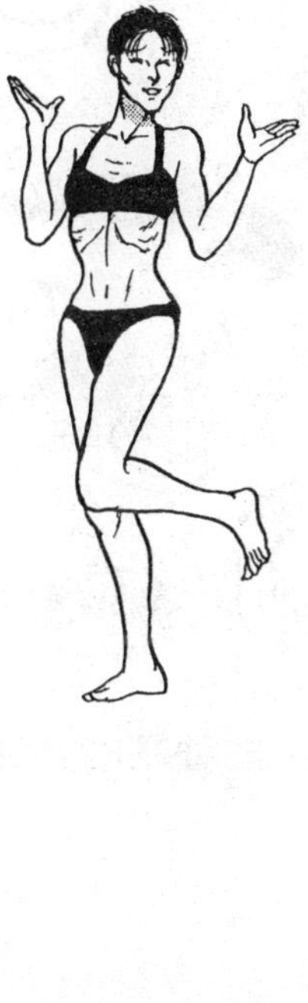

●不能自然性交

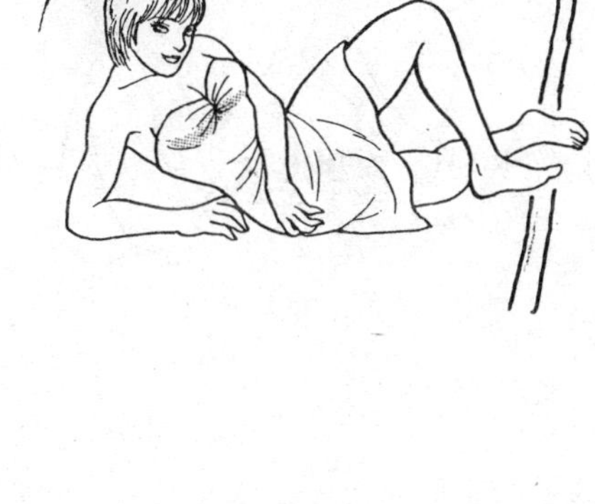

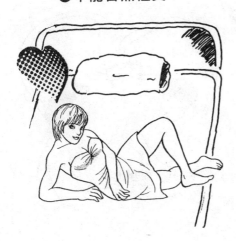

注意日常生活細節

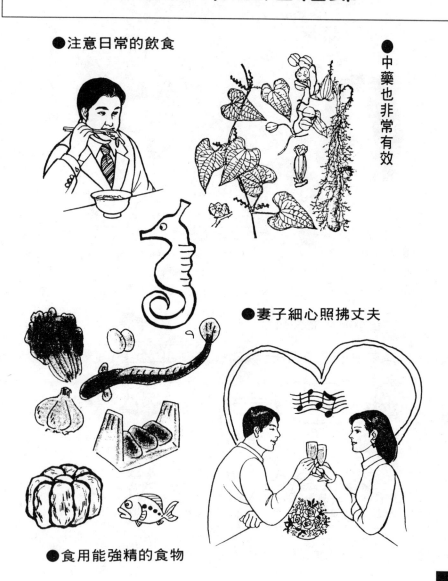

●注意日常的飲食

●中藥也非常有效

●妻子細心照拂丈夫

●食用能強精的食物

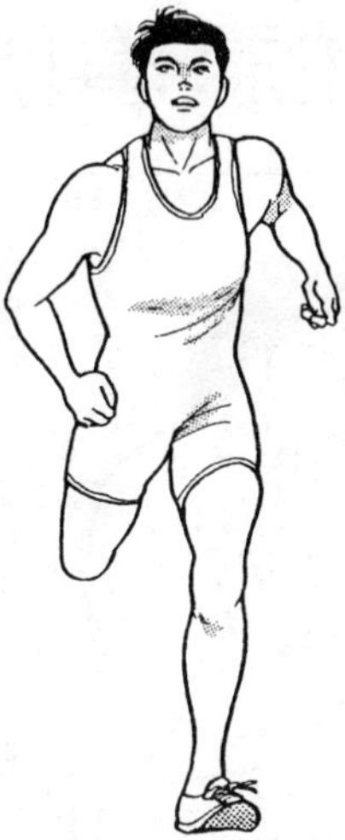

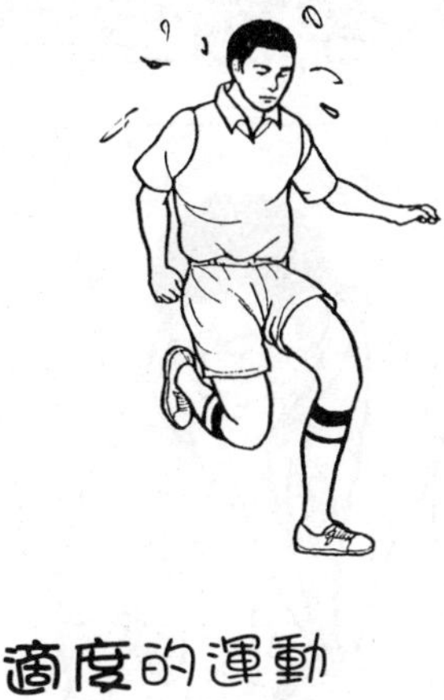

●適度的運動能消除疲勞、心情愉快

●節制抽煙量與飲酒量

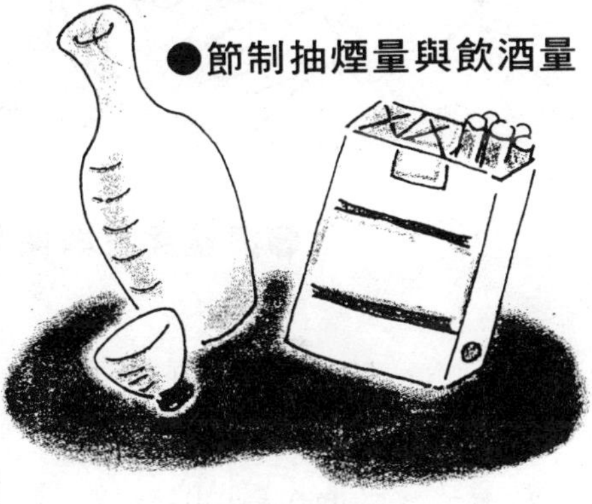

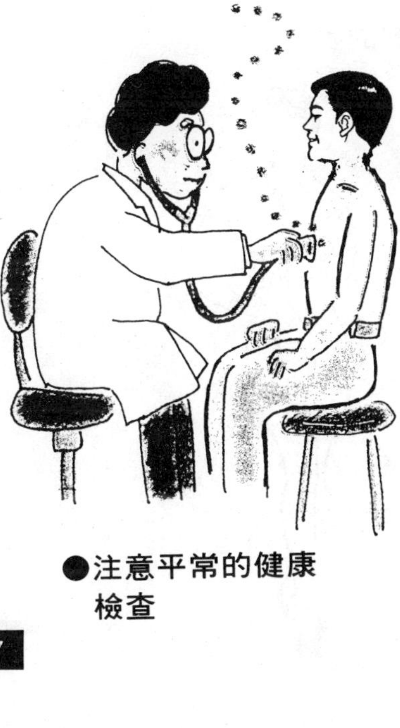

●不穿過緊的內褲，要穿寬鬆的內褲

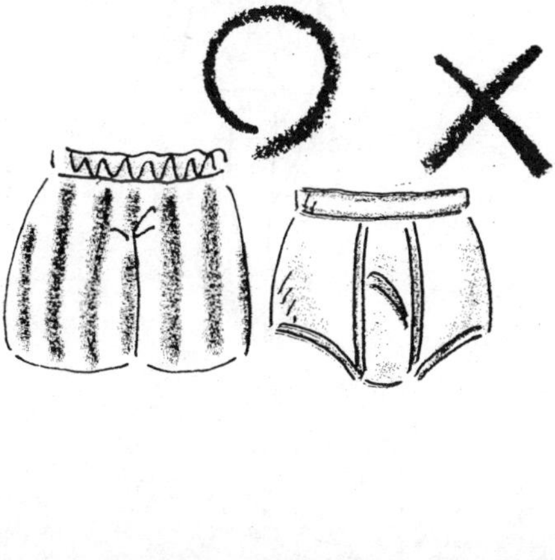

●注意平常的健康檢查

接受不孕檢查時的注意事項

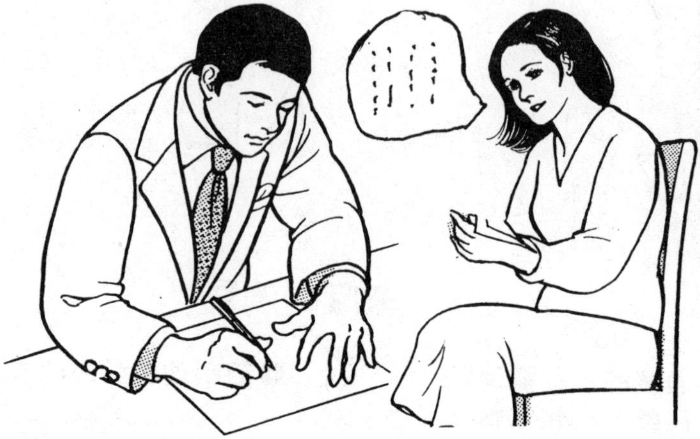

●對醫生要確實、坦白。

●盡量穿脫取便利的衣物

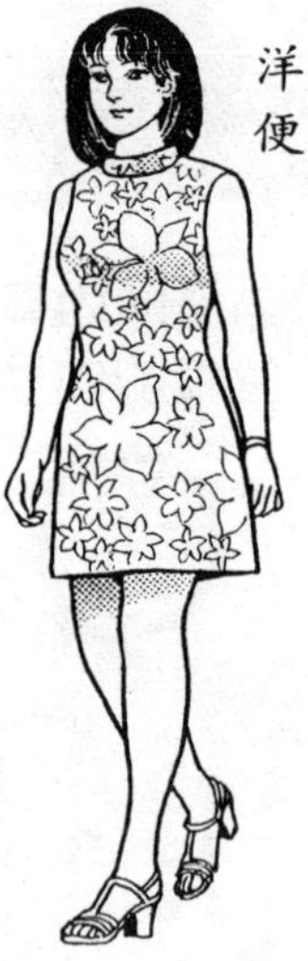

洋裝等輕便衣服

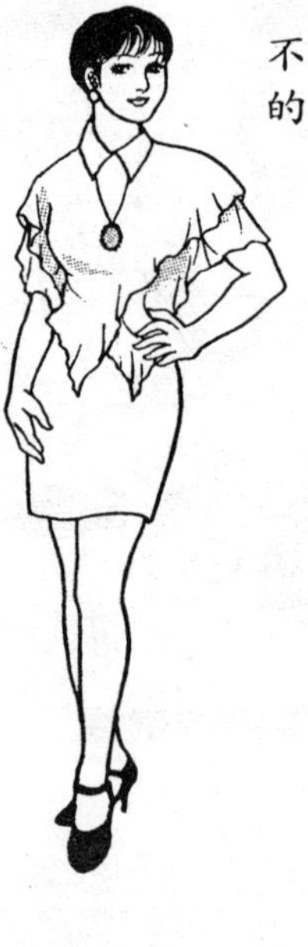

不易換穿的衣服

●丈夫要幫助妻子的檢查

丈夫要對妻子的檢查予以幫助與了解、多照拂，使妻子放輕鬆。

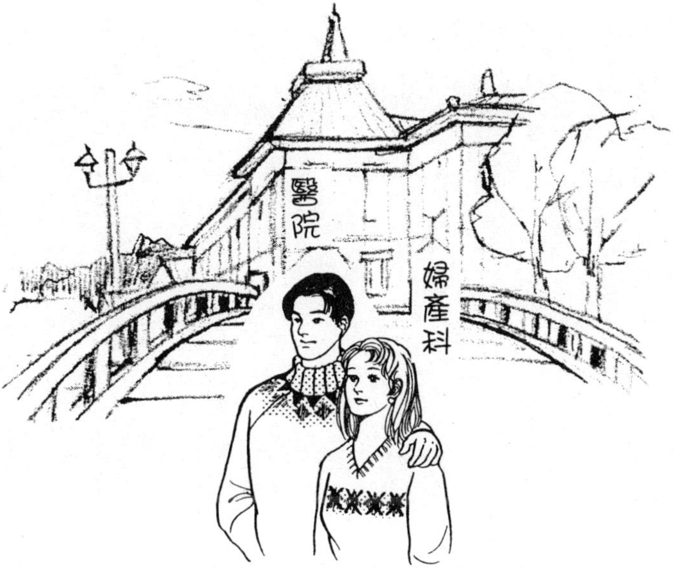

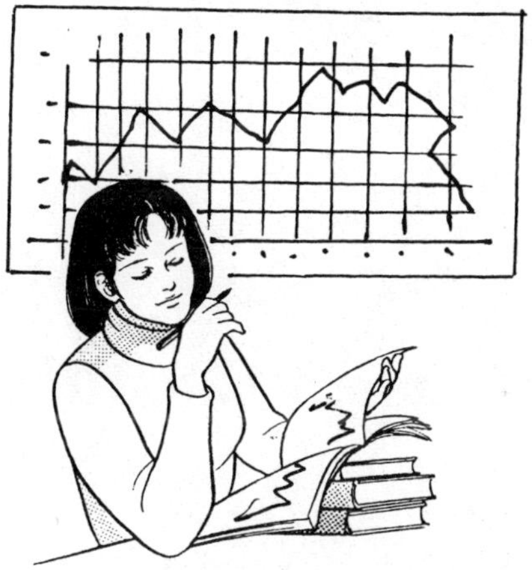

●一定要攜帶基礎體溫表

基礎體溫表是探究不孕症不可或缺的線索，正確、詳細的表格是醫生診查的最好幫手。

第一章

如何達到懷孕的目的

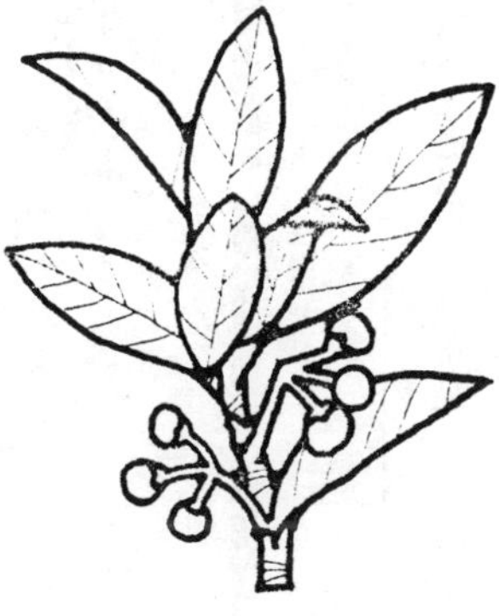

別為了不孕而擔憂、煩惱！

有關不孕的各種煩惱及醫生所給你的建言

女性方面因不孕的關係而造成的煩惱不勝枚舉，例如，因這方面的知識不足而感到不安，造成平日生活非常敏感，對任何一件小事情都會做多餘的連想，使得夫妻生活變成非常乏味、無趣、甚而連不孕的責任都往自己身上推，最後成了神經障礙。

因此，近來有許多的婦產科醫生都從事有關不孕困擾方面的協談工作。有許多女性當她們知道不孕的責任並非在於自己，男性也可能有一半的責任時，都感到輕鬆不少，此外，也有很多女性只是因非常單純且簡單的障礙而造成不孕，在經過早期發現、早期治療後，生下孩子的個案還不少呢！

所以不要因爲不孕而煩惱，請儘快去請教專業的婦產科醫生，並跟先生仔細談過後，做早期發現、早期治療的工作，這樣多半都能生下活潑、可愛的小寶寶，使家庭生活更加幸福。結婚兩年到三年都不孕的夫妻，首先須儘快到專業醫生處仔細檢查。自己獨自為此而煩惱是無濟於事的，且對精神衛生而言，也是有害的，往往這種情緒的不安反而會造成不孕。

關於不孕的煩惱是因人而異，不過當你先去看過值得信賴的婦產科醫生後，經過他的解說，往往你所擔心、煩惱的事情都會解除，且心情開朗，並抱著無比的希望去接受診斷與治療。

☼過去有無罹患性病

問 我是一個二十六歲的婦女，結婚兩年多了，一直未曾懷孕。我在和丈夫結婚前的三年，曾被其他男人傳染了性病，我自以為已經痊癒了，才答應和丈夫結婚。難道是因過去的性病而造成不孕嗎？關於這個疑問，我不便和丈夫討論，所以常常一個人獨自地感到痛苦難捱。

答 曾罹患性病的人，不論男女，不孕的機率通常很高。性病會造成性器及外性器的損傷，甚至會留下後遺症。但如果症狀輕微且沒有受到損傷，則不孕的原因，可能並不在此。

性病簡單說來包括梅毒、淋病、軟性下疳及鼠蹊淋巴肉芽腫等，不過事實上還有很多種。各人過去所罹患的症狀不同，造成不孕的機率也不盡相同。首先應儘快接受專業醫生的診斷，來做適當的治療，而醫生一定會替你保守秘密，所以儘可放心將過去罹患的情形，詳細的照實說出，這才是最重要的。

也許不孕的原因，並非在此，或者是根本沒有任何問題，一切都很正常，所以別再煩惱了，儘快去看專業醫生吧！

☼偶爾會發生生理不順的情況

問 我是一個二十八歲的婦女，結婚已有五年，丈夫三十二歲，我們二人都在上班。剛結婚時，曾避孕過，但這二、三年來，已不再避孕，但卻始終未曾懷孕，我自己猜想大概是生理不順所造成。有時三個月才來一次，有時四、五個月才來一次，甚至好長一段時間都不曾來過，即使有，也是一點點的份量就結束了。我的身體算是蠻健康的，高中時，還是羽球隊的選手，個子雖然不矮，體重卻老是很輕，是屬於纖瘦型的女孩子。我也很會吃，卻始終胖不起來，是不是因爲荷爾蒙分泌失調的關係，導致胖不起來，且造成無法懷孕。

我在公司是處理財務方面的工作，這是相當吃重的，是否這也和不孕有關，如果真是如此，我情願辭去工作，待在家中，以求能夠懷孕。

答 工作上的精神壓力，會造成不孕，這是可能的，不過卻不多見。而且這也不是直接的原因，主要是因為它會造成排卵失調，而排卵失調及月經不順正是造成不孕的原因。

根據陳述，你生理不順的情形，最快是三個月來一次，最慢要四～五個月才來一次。首先，我們把生理不順的原因找出來，看看是不是前面所說的精神壓力所造成，還是內性器的某個部位發生什麼障礙，這些都必須詳細的檢查。可能跟性荷爾蒙的分泌有關，所以，也必須做有關各種荷爾蒙測定等的檢查，並做適當的處理，而使每個月的月經都能按時到來。

如果每月的排卵及月經都正常的話，除非是你先生的精子異常，否則一定會懷孕。依你的年齡看來，應儘快接受檢查，找出不孕的原因，來做適當治療。

建議你，儘快去請教婦產科醫生吧！

☼性生活及生理各方面都很正常，卻老是不孕

問 我是結婚已滿二十五歲婦女，丈夫現今三十歲，身體健康，從未感冒過，目前在建築公司上班。我們從結婚開始，就不曾考慮避孕，想順其自然的生個寶寶，但已經二年三個月了，一直不曾有任何動靜，丈夫問我：「你是不是身體有什麼缺陷？」這使我感到非常煩惱。我從十三歲開始初經，自此以後，即使有提早或延後一、二天的記錄，但每個月仍會來經，我和丈夫的性生活也很協調、正常，實在想不出有什麼原因，使我無法懷孕。

答 在前面曾經提到過不孕的原因，並非只在女性，男性也有可能，單從你的信上，看不出你們夫妻二人之間，到底是誰有問題。是否你先生患有

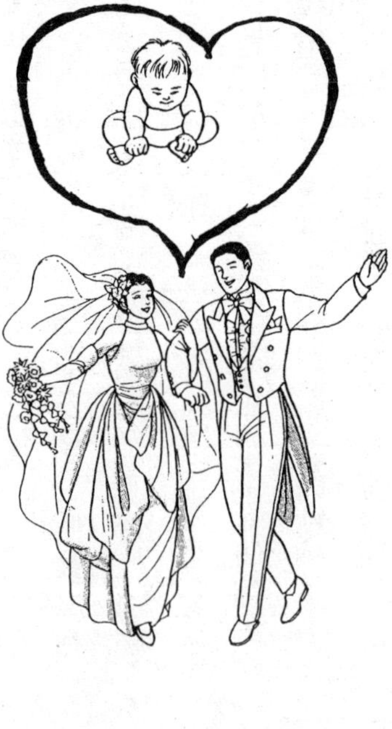

糖尿病、高血壓等的慢性疾病而影響生殖機能，或是酗酒、患高熱病而使精子異常等。還是原因在你，那麼，即使你能受精，也未必能使受精卵著床，所以，無論如何，都必須做詳細的檢查。你們夫妻二人好好的研商，一起去接受專業醫生的檢查吧！

男性比較不願上婦產科去檢查，你不妨先去檢查不孕的原因，是否在於你自己，如果不是，可以告訴你的先生說，如果他很想要有個寶寶的話，就去看醫生吧！這樣的勸導，也是一種鼓勵他接受檢查的辦法。如果你們二人都對此不熱心，那麼生個寶寶的希望，也就很渺茫了。

☼晚婚就無法懷孕嗎？

問 我為了繼續研究外國文學，唸完研究所後，又去美國留學三年，到了三十四歲以後才結婚。現在我三十八歲，先生四十二歲。當我三十五歲時，曾懷過孕，當時也不知為了什麼，我不想有個寶寶，於是很快地就去拿掉了。

但後來，隨著家居生活的安定，我偶爾也會感到沒有孩子的寂寞和冷清，這樣或許是太自私了。目前我已有了經濟基礎，心境上也改變了不少，總希望家裡能添個孩子，熱鬧熱鬧，但自從我做過人工墮胎後，不知爲何一直未曾懷孕。墮胎後，我還曾使用過避孕器，不過近二年來，已經什麼都不曾使用過，但卻一直無法懷孕，而且我又聽說中高齡的婦女，生產時母子都會有危險，我是否因此就該放棄擁有個孩子的念頭呢？我個人是非常喜歡孩子的，真不知該怎麼辦才好？

答 首先你應注意自己的心情和想法，朝著能生下一個健康、活潑、可愛的寶寶去努力。而且你們夫妻二人都喜歡小孩的話，雖然在這方面會遇到多多少少的困難，但可以和醫生共同來一起解決。

你曾在三十五歲時懷孕，不過拿掉了。照這樣看來，你往後懷孕的可能性還是很大。而近二年來的夫妻性生活也是處在自然、正常的狀況，那麼，爲了找出不孕的原因，希望你去接受詳細的檢查。三十八歲的年齡，並沒有任何特別的因素，會造成不孕，你們就抱著像年輕夫婦一樣的心情，去請教專業醫生吧！然而你們受孕的機會會較低喔！

過了三十五歲以後的婦女，也不一定會難產，還是可以順利且平安的生下可愛的小寶寶，這樣的臨床例子還不少。甚至也有四十歲以後還能順利生產的例子，希望你能放心地信賴現代醫學的進步。建議你，儘快去看婦產科醫生吧！

☼因丈夫精神上的陽痿而無法受孕

問 我是一個二十八歲的家庭主婦，已經有一個三歲的女孩，我希望在三十歲以前，再生一個孩子，而且最好是男孩，但是，我的丈夫近來不太主動要求性生活，有也只是偶爾兩、三個星期才有一次的性生活。而且在夫妻二人都還未感到滿足時，丈夫就中斷性行爲，丈夫的理由是勃起無力，這是否表示丈夫對我感到厭膩呢！還是因爲我過去要求的次數太多所造成。

我的丈夫到了夜間，就會自動的到另一個房間去，並對我說，讓你一個人好好的睡吧！這件事，說起來真是難爲情。但是，當我一想到夜裡的冷冷清清，就忍不住要來請教你。

我的丈夫今年是三十三歲，從來不曾生過病，而且每天都精神奕奕的到法律事務所上班。每週當中有二、三天會在晨間做慢跑且不過量的運動，幾乎可以說不喝酒也不抽煙，也沒有在外面有女人的跡象，每天總會按時回家。

我問丈夫：「你身體有什麼不適嗎？」丈夫回答說：「我的身體很好，只是精神上有些問題。」這是否就是所謂的精神上的陽痿，我不太明瞭，請告訴我，好嗎？

答 根據你的陳述，也許真的是精神上的陽痿。一般來說，工作上的疲勞、精神上壓力的累積、妻子過度的期待與要求，以及自覺滿足妻子的程度不理想時，往往會帶給丈夫精神上的負擔，造成丈夫的性慾減退，無法勃起。其實，男性並非如外表看起來的堅強，也不是沒有感覺的人，要知道即使是一百年之久的戀情，也會在瞬間消失得無影無蹤，性行為時，女方如果沒有任何反應，男方會感到沮喪，而且身心雙方面都會涼了一截。

關於這一點，是需要妻子的合作與一顆溫柔的心，來幫助丈夫度過這個難題。有時候，太太可以為丈夫做他喜歡的髮型或臉部的化妝、或是不帶孩子，只有夫妻二人單獨地上館子，去重溫愛情的羅曼蒂克，你只要在平日裡，稍微如此的用心些，就能發揮很大的效果了。

關於夜裡的夫妻生活，也應順從丈夫的意思去做，如果妻子直接且露骨的把自己的需要講出來，那會使做丈夫的感到厭煩，像你現在的這種情況，也許你需要對這類的細節多加注意。只是從你的敘述來看，無法做更詳細的回答，請你還是到婦產科醫生那，接受協談與指導，然後照著醫生的話去做，有時你先生或許有什麼不知道的慢性疾病，不加以治療的話，可能會在不知不覺當中，慢慢變成無法勃起，甚至變成性無能了。所以還是必須仔細的接受來自醫生的指導。

造成不孕的原因，男女所占的比例各半

一般說來，通常男性都會對自己的身體深具信心，對於生孩子方面，也都相信自己不會有不孕的情況發生。尤其在婚前喜歡體育活動，經常鍛鍊身體，並且外表看起來很強壯的男性，更會如此認爲，但相反的，反而常會有這種事情發生，因此當他知道不孕時，往往把原因歸咎到妻子的那一方，並責問對方的生殖器機能是否健全。

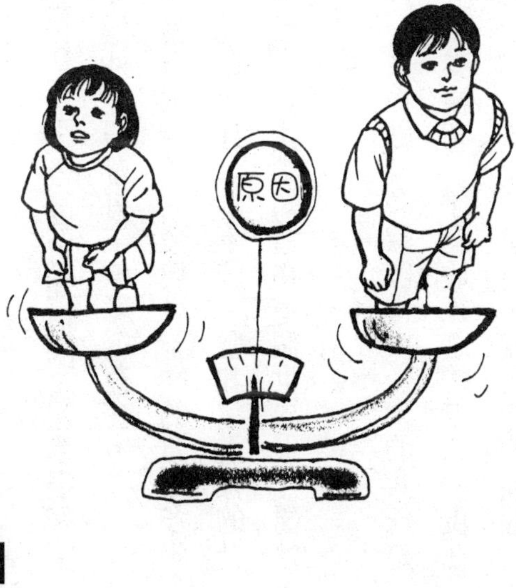

事實上，不孕並非是看你的體格或面貌等外在因素，就可知道的。體格很好，也不曾生過病的這種男性，往往在內性器或是外性器會有某種障礙存在。

當一對不孕的夫妻在做仔細的檢查時，常會很意外的發現，不孕的原因多半在男方身上。所以，常會有許多自以爲責任在自己身上的妻子，當知道這樣的結果時，都感到驚訝不已。這是一個很好的例子，讓我們知道在這個世界上，男性把不孕的責任都推給女性的例子，是何其的多啊！

不孕症絕不是女性單方面的責任，所以，女性應多多瞭解當中一半的責任是在男方。不孕時，夫妻二人同時到婦產科去接受檢查，才是最正確的方法。現在我們來看看，近五年來，各大學附設醫院中的婦產科統計資料，就可證明前面所說的話（造成不孕的原因，男女所佔的比例各半），絕非虛言。

資料顯示：造成不孕原因的責任在男性的約有四成，在女性的約有四成，在夫妻雙方的約有二成，這表示造成不孕原因的責任，男女雙方各半。

換句話說，不孕原因的責任是，男性一半，女性也一半。絕非只是單純的永遠在某一方，這是夫妻雙方都必須負起責任來解決的問題。但是請別誤會「男女幾乎同等機率」的這一點。因爲這只是根據大多數夫妻所做的統計結果，而非各別夫妻的統計值。

換句話說，每對不孕夫婦的責任，並非在於男女雙方二人，例如，A夫婦不孕的責任在丈夫，B夫婦不孕的責任在妻子，C夫婦不孕的責任在夫妻二人。換言之，這只是表示一種可能性的統計，還是必須經過精密的檢查，才知道不孕的責任，究竟在夫妻二人中的那一方。也就是說，在尚未檢查前，夫妻二人都有相同的可能性，所以，在還沒有找出不孕的真正原因之前，夫妻雙方都有責任去努力追究，造成不孕的原因在何處。

儘早接受詳細的檢查

和成人病一樣，對不孕症而言，早期發現，早期治療也是非常重要的。因爲自己擅自的判斷，多半是錯誤的，同時因此反而增加你的煩惱，使你心情無法開朗，整個人不安起來了，而日子也變得不快樂了。如果僅止於此那還好，但如果因此而造成夫妻關係破裂，最後甚至發展到離婚的惡劣階段，那就不妙了。離了婚，非僅「想生個孩子」的問題得不到解決，所有一切的情況只會更糟。

「孩子是父母感情的橋樑」，往往孩子的誕生，會使夫妻關係更加親密，非但如此，甚至連跟公公、婆婆之間，也因孩子的到來，而相處的更加融洽，使整個家庭的氣氛更加和睦，維繫一個家庭的和樂。所以，如果你想生個寶寶，那麼儘早去接受專業醫生仔細的檢查，並做適當的治療吧！

不孕的夫妻，建議你，應抱著如新婚燕爾的夫妻，當猜想自己可能懷孕時，就立即去婦產科檢查相同的心情，積極、輕鬆的去接受檢查。婚後就想有孩子，並且也過著正常自然的夫妻生活，但經過一年半或二年，都一直未曾有懷孕的跡象時，就儘早去接受婦產科醫生的檢查吧！

尤其是晚婚的婦女，如果想要有個寶寶，就應在婚後立即去看婦產科醫生，並接受指導，以便能在妻子身體狀況最佳的時候懷孕。即使你們沒有這麼做，如果結婚已超過二年，尚未懷孕的話，建議你，儘早去接受專業醫生的檢查吧！

根據統計，一百對的夫妻當中，有十對到十五對的夫妻，會發生不孕的情況。換句話說，不孕是佔一〇～一五％這麼高的比例。

樂觀的是，接受檢查，並就不孕的原因，加以追蹤調查後，再做適當的治療，而懷孕的夫妻也爲數不少，所以你大可放心吧！而且婚姻生活雖然一般是會懷孕的，但還是會有不孕的情況發生。

夫妻二人都很希望有個寶寶，可是過了一年、二年，都未曾懷孕，就應儘早去檢查，找出真正的癥結，以採取有效的對策，來幫助懷孕機會的增加，這就是現代醫學發達後，對婚姻生活幫助上，難能可貴的一點。

這裡所說的「一段時間」，是指婚後二年到三年的這段時間。一般而言，若是夫妻生活很正常，通常九〇%的妻子會在婚後二年以內懷孕，其中也有比較慢的人，所以，認爲二年到三年的時間爲一個恰當的時期。

不過，爲了早期發現，以便早期治療，所以，差不多在一年半到二年的期間內，還未懷孕的話，就應儘早去看醫生了。同時早期檢查，並接受醫生的指導，對懷孕後的流產也可防範於未然，所以，總歸一句話，還是儘早去看專業的婦產科醫生吧！

什麼是不孕症？

結婚兩年了，還未曾懷孕

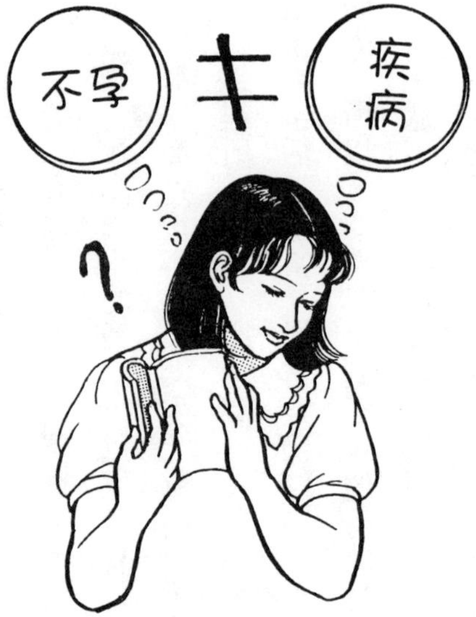

一般人對不孕的知識還是很缺乏，翻開字典來查，是這樣寫的：「由於婦女身體的障礙，以致於無法受孕的症狀。」連字典也只提到「婦女身體……」方面，對於男性不孕的情況卻隻字未提，由此可看出，一般人對懷孕與不孕方面的常識，還是非常的欠缺。

根據最近的統計資料，一般健康的夫妻，除非是避孕，否則有百分之八十的婦女會在一年內懷孕，百分之九十的婦女會在二年內懷孕。因此，在一九五八年的國際婦產科會議上（不孕學會），將想要生孩子，卻在婚後二年後，都一直不曾懷孕過的情形，認定是不孕症。

前面曾提過，不孕的責任有在於男方、或者女方、或者男女雙方三種情形，男女的比例各半。而不孕症並非是種疾病，只是指男女其中之一，有某些阻礙懷孕的原因存在，使得雙方當事人在過了一定的期間後，還無法懷孕生孩子的狀態。而且不孕症只是指無法生寶寶這件事，並不會因此而頭痛、或者肚子痛之類的，所以不能說是疾病。

不孕症及不育症的區別

在前面說過，不孕症的定義是「想要生孩子，但是結婚二年了，還不曾懷孕的情形，就叫做不孕症」，照這樣看來，「懷孕」這件事，就是爲了生孩子的懷孕，而非只要懷孕就成了。換句話說，想要有個活潑、可愛的小寶寶，第一步就是要先懷孕。

如果結婚二年，還未曾懷孕的狀態叫做不孕症，則雖然有懷孕，卻一再地流產或胎死腹中時，同樣的也無法擁有寶寶。因此廣義來說，這也算是不孕症。但從排卵的受精到著床，以及受胎到生產的各階段，我們又可再加以細分爲：

①無法懷孕的，叫做不孕症。

②無法受胎的，叫做不胎症。

③能順利通過前面二個階段，卻還是無法生下活潑、可愛的寶寶的情形，叫做不育症。

這是爲了更明確知道，受精卵在體內漫長的成長過程中，不孕的原因究竟出在什麼階段，而劃分的專門用語。

一般人是不太會用到這些名稱，但在流產或胎死腹中時，就會用到了。無論如何，這是屬於婦產科治療中的一環，是爲了避免流產及胎死腹中所做的一種分類，以便有效掌握不孕的情況，而加以對症治療。

如果你過去曾發生流產，那麼，還是必須把經過的情形，詳實地告訴你的醫生，以便於醫生的治療。然後在丈夫的協助，以及醫生的治療下，將好不容易受孕的胎兒，平安、順利的生下。

懷孕成立的過程

爲了認識不孕症，首先必須對懷孕的過程，有相當程度的認識。男女雙方都必須瞭解各人在其中所扮演的職責，以及生理的機能，和懷孕成立的這段過程。這樣才能找出究竟是什麼，在妨礙著受孕。

所謂的懷孕成立，是指女性卵子和男性精子結合，而著床在子宮內膜中。因此男女雙方必須確實做到，以下所說的各項事情：

男方：

①睪丸（精巢）裡，必須能製造健康以及數量足夠的精子。正常男性的精子數，是每一立方公釐當中有五千萬個以上的精子，並且具有充分的運動性。

②性行爲時，陽具一定要能充分的勃起，並完成做爲精液注入器的任務。

③性行爲時，能夠將充分量的精液，射入女性的陰道內，一般正常的男性，一次射精的精液約有二～四立方公釐。

女方：

①卵巢內必須能製造健全的卵子。

②由於荷爾蒙的作用，卵子能順利的從卵巢排卵到輸卵管。

③女性能將性行爲時，男性射入的精子，順利從陰道引導到子宮內。

④使卵子和精子結合而受精。

⑤此時受精卵連續做細胞分裂，並從輸卵管降到子宮腔。

⑥受精卵能確實地在子宮內著床。

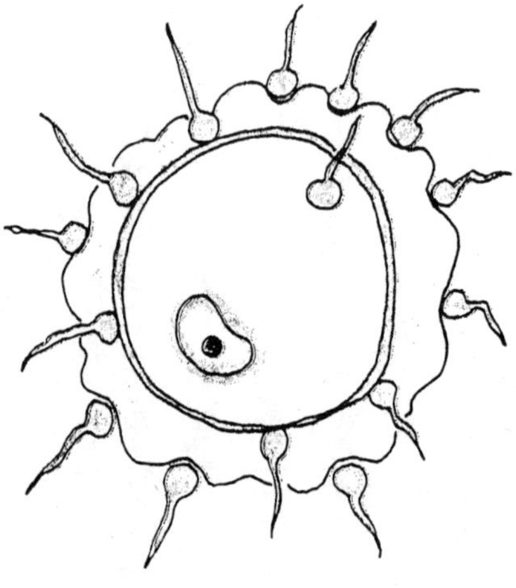

性行爲時，男性的精液會射入女性的陰道內，然後陰道會引導精液中的精子，進入子宮內，精子繼續在子宮內往上爬，然後進入輸卵管和卵子相遇，並在這裡結合（受精），這時受精卵從輸卵管慢慢地降到子宮腔內，在子宮內膜中著床，這就是懷孕的成立了。

受精卵沒有降到子宮腔內，而在輸卵管內著床時，叫輸卵管妊娠（或稱子宮外孕），這不是正常的懷孕，這時卵子會死亡，或是造成輸卵管破裂，甚至會造成輸卵管流產，是非常危險的情況。受精卵不在子宮內膜著床時，不能算是完整的懷孕成立。

有關不孕方面的各種疑問與解答

☼應在何時接受不孕症的檢查

問　我是已結婚三年，現今二十七歲的婦女，我們夫妻二人都有工作。婚後二年多來，一直都在避孕，最近我想要懷孕生子，並想如果懷孕，我將會請假暫時不去上班，於是在五個月前開始停止避孕，但是，一直沒有懷孕的跡象，我懷疑會不會是不孕症，並且內心感到惶惶不安。我知道，如果一般夫妻過著自然、正常的性生活，而二年內還不曾懷孕的，就是不孕症。而我呢！應該何時才去接受有關不孕方面的檢查呢？

答　關於這方面的檢查，是愈快愈好。其實，最好婚前就應接受有關這方面的檢查，如果有，先把不孕的原因治癒，再結婚，才是比較理想的做法。而婚後呢！也不必太拘於二年才去檢查的原則，希望你在早期就能儘快去接受有關這方面的檢查。

去看醫生之前，自己先做一個月的基礎體溫測量，並做成基礎體溫表給醫生參考，這對醫生的檢查很有幫助。

☼懷孕後到底是該生下來，還是把它拿掉

問 我是才結婚三個月，今年二十五歲的家庭主婦。在婚前，我和我先生就已發生超友誼的關係，所以，雖然才結婚三個月，就已經懷孕了，但是，我還想多享受一下新婚生活的甜蜜，並不急著想生孩子，所以想把孩子拿掉，跟先生商量後，先生卻極力的反對。

又聽說做過墮胎手術的婦女，往後就不能生孩子了，我是不是還是要把孩子生下來呢？

答 你應該把孩子生下來的，因爲你已經懷孕了，除非是有特別的苦衷，否則你不該考慮墮胎的問題。而且孩子的誕生，會更加強你們夫妻的關係，丈夫對你的關愛也會更深。

第一次懷孕時，就做墮落手術的人，有的會在往後想懷孕生子時，不易懷孕。

現在既然你先生反對，你就不該再堅持墮胎了。

☼男性不孕症的可能性有多大？

問 我是二十八歲的家庭主婦，二十四歲結婚後，就一直不曾避孕，可是到現在都未曾懷孕。

去年年底，我去接受不孕方面的檢查，醫生說，我是正常的，這結果是表示我的丈夫有問題嗎？可是聽說也有夫妻雙方都很正常，但也沒有懷孕的情形，是否男性不孕症的可能性會很大。

答 因懷疑自己不孕，而來看婦產科醫生的婦女，通常經過檢查後證實，有百分之六十都具有正常的受胎能力，而其餘百分之四十的婦女有輸卵管異常或不排卵的情形。

另一方面，男性只有百分之三十五正常，精子減少症的有百分之四十，其餘百分之二十五是無精子症及精子死滅症等情形，所以，你先生不孕的可能性是相當地高。不過不孕夫妻當中，約有百分之十的夫妻雙方都很正常，卻老是沒有懷孕的消息。所以也不能因此而斷言，你丈夫有不孕的事實存在。

由於男性不孕症的可能性非常地大，所以，你丈夫應接受一次精液的檢查看看。你如今已是二十八歲了，爲了能早些生孩子，你應該勸你先生儘早去接受檢查。

☼精液的濃淡是什麼意思

問 我是結婚已一年半，如今二十九歲的男性，我和我的妻子，從婚後就一直不曾避孕，但是我的妻子卻一直未曾受孕。前幾天，我的朋友對我說：「是否你的精液太淡呢？」精液的濃或淡，究竟是以什麼做標準呢？請你告訴我，好嗎？

答 一般而言，液體的濃淡，是指液體的溶解度和黏度。而精液的濃淡，主要是指精液中的精子數量和精子的活動是否很活潑而言，也就是精子的

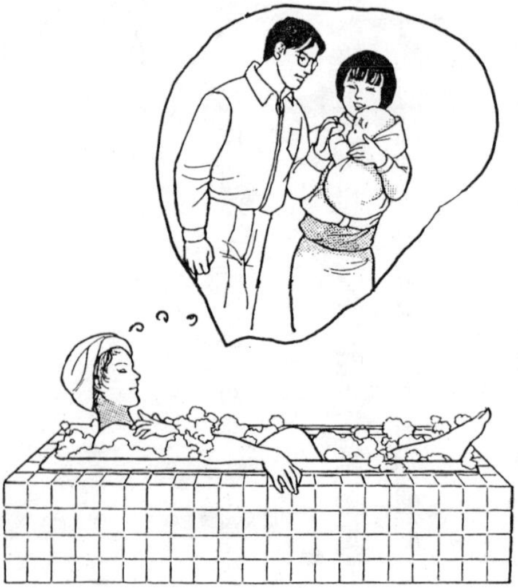

運動率和畸形率而定。

正常男性一次射精所射出的精液量是二～四立方公釐，每一立方公釐有五千萬個以上的精子，而其運動率在百分之八十五以上的話，就被認爲是具有生育能力，換句話說，這就是一般人所說的，具有充分濃度的精液。

但是有很多的男性，或許在精液中根本沒有精子的存在，這種「無精子症」的男性很多，另外也有精子數目很少，甚至少得離譜的「精子減少症」，以及運動率很低或死亡的「精子死滅症」。上面所說的「精子減少症」以及「精子死滅症」就是一般人所指的精液淡了。

但精液的濃淡，卻是錯誤的一般用語，並非是專業醫生所使用的正確用語，這一點卻是讀者們應該有所認識的。

☼想在二十五歲以前生下第一胎

問

我今年二十三歲，還沈醉在新婚甜蜜中的女子，我的母親曾有不孕症的困擾，最後經過困難重重的治療，才好不容易的生下我。由於我母親曾有不孕的困擾，所以當我剛結婚時，就勸我不要避孕，我聽從母親的勸告，婚後就不該去看醫生呢？而且我希望能在二十五歲以前生下第一胎……。

去避孕，想儘早懷孕生子。現在我已結婚四個多月了，到什麼時候仍未懷孕，就

答

過，接受專業醫生的檢查是愈早愈好。

你目前還處在甜蜜的新婚期間，可能你已有了生活計劃或是家庭計劃，不

事前先跟先生好好的溝通，然後接受專業醫生的檢查，並照著醫生的指導去做，相信會有不錯的結果。如果還想要生第二個或是第三個孩子時，那麼，在二十五歲以前生下第一胎，是最理想的。如果真的是不孕，又沒有儘早去接受這方面的檢查，等到一段時間後，才得知自己是不孕，又加上檢查與治療的時間，會拖上好一陣子，那麼你的生育計劃，不就被破壞無遺了嗎？所以，請儘早接受醫生的檢查與指導吧！

通常半年還沒有懷孕時，就想等到一年後再看看，如此將檢查的事情往後拖延，而你懷孕的機會，相對的也就被耽誤了，所以，既然你現在就想到這件事情，那麼，馬上去看醫生吧！

各種不孕的原因

責任在男性時

不孕的夫妻當中，責任在男方的比例，是相當的高。根據婦產科中，不孕資料的數字顯示，男女所佔的比例，幾乎是相同的。曾患過肺結核、高熱病、性病等，或有先天性障礙，卻不曾來看婦產科的男性當中，其實，有很多有潛在性的不孕症，那麼，男性不孕症有那些種類呢？通常是按受阻礙的情形來分別，大致可分以下三種：

①**行房障礙**……是指陰莖完全無法勃起、陰莖短小的先天畸型以及受到外傷所造成的後天畸型，以致於無法行房的狀態。

②**輸精管發生障礙**……輸送精子的輸精管，因發炎而腫起，或因某種原因而硬化，使得輸精管阻塞。如此，即使能製造健康的精子，也無法射出，使妻子懷孕。

③精子形成的障礙……這是最常見的，而且是最難以治癒的。當有精子成熟障礙以及營養障礙時，就會發生精子死滅症或精子畸型症等現象，使精子的運動率降低，造成妻子懷孕的困難。還有，先天性睪丸發育不全，以及後天性睪丸萎縮症等，也是造成這方面障礙的原因之一。

造成以上三種障礙，除了先天性的原因之外，還有下面要舉出的各種疾病，以及交通事故、遭受嚴重運動傷害等，也都會形成上面所說的各種障礙。

這裡所謂的疾病是指肺結核、肋膜炎等的各種結核菌症以及下腺炎、淋病、瘧疾等所引起的副睪丸炎、睪丸炎等。這些疾病和生殖器官都有直接的關係，並且會引起發高燒的現象。

另外有些雖然不是疾病，如肥胖、動脈硬化等，也會漸漸形成慢性疾病，最後還是會對生殖機能產生不良的影響，而酗酒以及抽煙更會帶來惡劣的影響。

交通事故以及運動（如橄欖球、柔道、滑雪等）所造成的嚴重意外傷害，有時也會造成射精中樞的損傷，我們經常可以聽到某人由於交通事故的傷害，而變成性無能，或是由於運動傷害，而變成陽痿或是無法完全勃起。

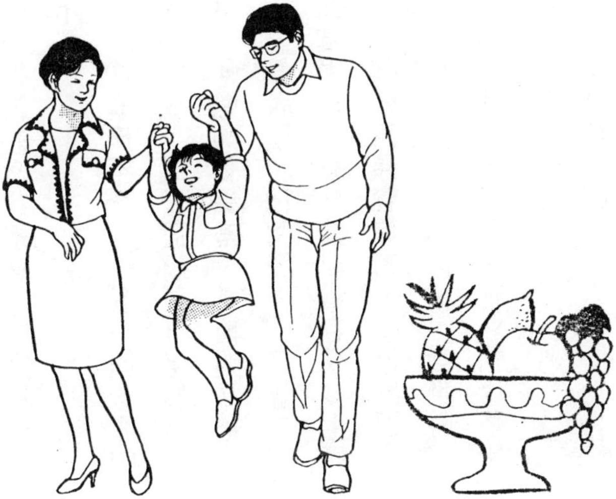

責任在女性時

男性能把精子射入女性的陰道內，就算是完成任務了。但是，女性可就費事多了，她必須能將精子引導到子宮內，並且在輸卵管中讓卵子受精，然後還要使受精卵在子宮膜內著床，並在此成長成胎兒。因此，妨礙懷孕的部位也就相對地增多，檢查與治療也就比較困難。女性不孕症，大致可分以下五點來說明：

①行房障礙……處女膜強韌症、處女膜閉鎖、陰道痙攣以及陰道狹窄等所造成的狹窄，會造成無法行房的結果。同時，心理上對男性極度恐懼的女性，以及有潔癖的女性，也會造成行房的障礙。

②無排卵症……使卵子成長以及排卵的卵巢，發生某種障礙時，或是促進排卵的荷爾蒙分泌異常時，都會發生無排卵的情況。卵巢是由卵巢網所構成，它是一種很細的索狀組織，很容易產生各種的腫瘍，而阻礙健全卵子的成長，並造成不孕。

③著床不全……受精卵著床的子宮內，產生肌腫、瘜肉，或是發生子宮內膜症的障礙、或是荷爾蒙分泌異常等，就會使已受精的卵子無法順利著床。

④輸卵管異常……輸卵管是卵子從卵巢下降到子宮腔內的通路，是非常細微的一條管子，稍微發炎、發腫，就馬上會阻塞。通常女性不孕的檢查，都是先從此處著手，可見其非常容易發生異常。

⑤子宮頸管異常……位於子宮入口的子宮頸管，是非常容易引起滴蟲屬及其他各種細菌發炎的部位。發炎時，會有疼痛、分泌物增加的情形，於是就不喜歡行房。此外，子宮頸管鬆弛或是無力症時，容易造成流產或早產，不可不加以注意。

這五種原因當中，最常見的有無排卵症、輸卵管異常、以及著床不全這三種，也就是說，女性不孕的原因，多半是這三種中的其中之一。而這些只是大致的區別，不過，有關不孕的異常以及疾病，幾乎都是屬於這五種之中，而有關的細節部份，將在後面其他的章節中，再加以詳述。

以上是大致說明；造成男女雙方不孕的原因爲何，但我們也不能忽略的是，也有在檢查時沒有發現男女雙方有任何異常或疾病，但卻仍然沒有懷孕的事情，其原因是在上面所說的原因之外，另有其他因素。例如：男女雙方均無異常，但多多少少有生殖能力衰微的情形，或雖然沒有這種現象，但雙方的血型不合，血液中的Rh因子組合不好造成排斥，或有些妻子會認爲丈夫的精子是穢物，因此造成免疫的反應，而產生排斥的作用。

性病和不孕症有無關係

性病通常指梅毒、淋病、軟性下疳、鼠蹊淋巴肉芽腫等。曾得過這些性病的人，無論男女，不孕的機率都相當的高。尤其是男性，在患了淋病後，不孕的機率特別高。

造成男性不孕的既往症（現在已痊癒或以前曾得過的疾病）當中，根據資料顯示，有關性病方面所佔的比例是，淋病約百分之三十、梅毒約百分之五、軟性下疳約百分之一。

女性不孕的既往症，淋病約百分之二，而且，近來衣形病毒屬(chlamydia)所引起的發炎正在增加當中，所以更要小心，別得到性病了。跟多數的異性發生亂交或和花花公子發生性關係，或上午夜牛郎店當尋芳客等，都會非常容易染上性病，是不可不多加以注意的。

染上性病時，通常內、外性器都會有發腫、發炎的現象，即使痊癒了，也會留下輸精管或輸卵管的阻塞，或是因損傷而造成破洞的後遺症。如果沒有完全治癒，往往會造成夫妻間彼此的互相傳染，並因此而爭吵不斷，甚至發展到離婚、以及爲贍養費而大打官司的情況。

愛情最終的結果，就是要懷孕生子，然而會使這個希望徹底粉碎的，就是那個叫做「性病」的惡魔。所以再次提醒你，別染上性病了。

雖然現在藥房有賣治療性病的藥，但是，在不瞭解病情的狀況下，往往會用錯藥，這是很危險的。

疾病往往會先潛伏一陣子，等到以後再伺機作祟，所以，過去曾得過性病的人，應該照實把情況告訴醫生，先把性病完全治癒再說。

性病造成不孕的機率既然如此的高，所以萬萬不可得到性病，而得過的人，也該先治癒後，再接受不孕方面的治療。

年齡和不孕有無關係

一般來說，年輕男女的懷孕率都比較高，隨著年齡的增長，懷孕的機率相對的也會降低，生育也比較困難，而例外的情況也很少見。在染色體異常方面的比例，二十歲～三十歲的婦女之間，沒有較大的差異，但二十歲層的婦女與四十歲層的婦女之間比較時，它們的差異就相當大了。自古以來多認爲，第一胎應在母親二十五歲以前生下，第二胎、第三胎也應在母親三十歲左右生下，而從母子健康的觀點來看，這也是最理想的。

不過，近來的女性多半是過了二十五、二十六歲才結婚，有的甚至拖到快三十歲才結婚。雖然有些年輕時就結婚了，但卻先避孕兩、三年才想懷孕生子，所以，這麼看來，三十歲以上才生第一胎，已不算稀奇了。

從近來醫學的進步，以及衛生環境的改善方面來看，二十五歲～三十五歲的婦女，也不一定要拘於前述的懷孕年齡原則，但是，若是在你突然「想生孩子」時，才被檢查出來是不孕，對你而言，不啻是晴天霹靂，爲了避免這種打擊，新婚的夫婦，或是已訂婚的雙方當事人，都應先去接受有關不孕的檢查，才是聰明之舉。檢查後，若有不孕的可能，應儘快接受治療。若需做人工授精時，也是趁年輕時做，懷孕生子的機會比較大。年輕時的治療效果較顯著，難產的機率也比較低，蒙古痴呆症的出現率也很低，母親也比較有安全、順利的生產。

根據某大學附設醫院，人工授精（ＡＩＤ）的年齡資料來看，二十一歲～三十二歲的婦女，懷孕成功率是百分之六十以上，三十二歲以上就開始降低，到了四十歲左右，懷孕成功率降到僅僅百分之三十，人工授精的懷孕成功率在二十一～二十七歲比較高，而且與過著正常性生活，而自然懷孕的夫妻的懷孕成功率相比，可以說幾乎是一樣的。

所以，接受人工授精的婦女，還是在二十七歲以前懷孕生子較爲理想。換句話說，就是要在二十七歲以前，接受檢查與治療，則懷孕生子的可能性才會相對地提高。

接受不孕檢查時的有關事項

檢查前要先知道自己的月經週期及基礎體溫情形

有關不孕的各項檢查，並非隨時到婦產科醫院就可以做的。尤其是女性，有些檢查必須在高溫期才能做，有些實驗必須在低溫期才能做，有時有些實驗又必須是在排卵日才能做。這些檢查與實驗，多半是在月經週期內的特定時間才可以做。而且並非只在一天之內，就能全部做完。

本節中特別爲第一次接受不孕檢查的人，介紹有關的注意事項與基本知識，至於個別的檢查與實驗的內容以及檢查的方法，會在其他章節再詳加說明。

測量正確月經週期的方法，比較可靠的是基礎體溫測量，每天早上測量基礎體溫，然後填在表上，如此就幾乎可以掌握，什麼時候是排卵日，以及下次月經到來的時間。

大家都知道，許多女性都利用基礎體溫表來避孕，相反的，我們也可以利用它來幫助懷孕，人工授精時，也會用到它，用處不可說是不多呢！

要做有關不孕的檢查前，可先做好幾個月的基礎體溫表，這樣不但對檢查有所幫助，同時也可省掉以後不少的時間，同時也比較容易訂出檢查時間表。不知道如何測量與記錄基礎體溫的人，可請教婦產科醫生，並立即在第二天就開始記錄。婦女體溫計和基礎體溫表，在醫院及藥局中都有售。基礎體溫計有很細密的刻度，同時也有排卵日的指示刻度（ＯＶ刻度），非常好用。

☼基礎體溫的測量法

婦女體溫計、基礎體溫表（用曲線連接的圖表）以及鉛筆三種爲一套，放在小盒中或罐子內，晚上睡覺前，放在枕頭邊手能拿到的地方，第二天早上醒來時，將體溫計含在口中，並將水銀柱置於舌頭下，約五分鐘的時間。

注意，這是一醒來就先做的事，絕不可以先去上廁所、或是先去打開窗戶、或是先從棉被裡爬出來。也就是在剛睡醒尚未從棉被中爬出來之前，躺在被窩裡所做的測量。

體溫計如果不喜歡含在口中，放在腋下測量也可以，但不要時常更換測量的部位，決定了之後，就一直如此下去，不要中途改變，並且在五分鐘後，看看體溫計上的刻度，然後正確的記錄在體溫表上，記的時候，只須用黑點的符號來標明，並將其和昨日的那一點連接起來，這樣就形成一副曲線圖表，然後在月經來的那一天欄下，劃個「×」的記號，不是正常出血時也要記錄。

性行爲時，劃個「○」的記號，夜間性行爲次數的多寡，也不要怕難爲情，照實記錄下來。短時間來比較，A夫妻、B夫妻性行爲的次數，或許有蠻大的差別，但長時間的觀察來看，每對夫妻的性行爲次數，大多相同，因爲人的行爲，大致上是有許多相似之處。

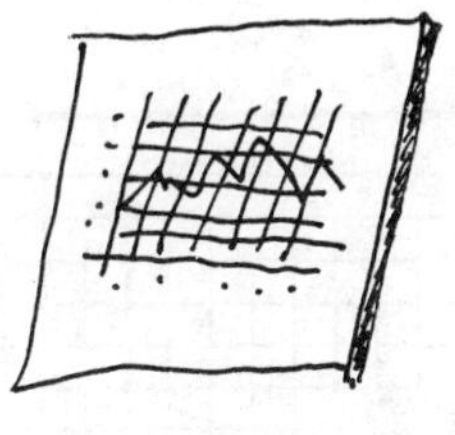

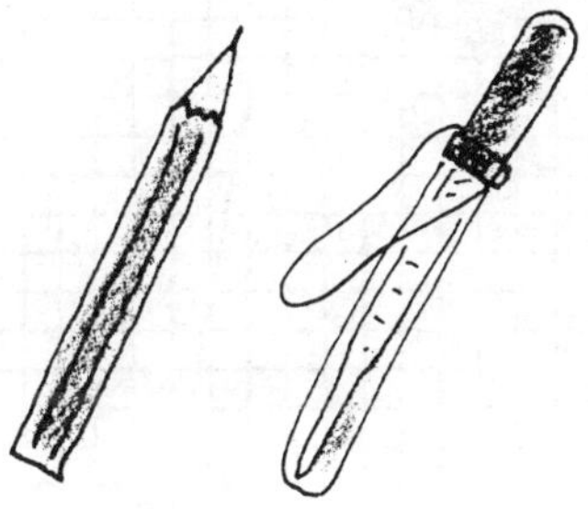

☼基礎體溫表的看法

一個月經週期（約二十八天）的體溫表，可看出自月經開始後的十三天，會出現連續的低溫期，然後有了三天會升高，並如此的再持續十二天，再度下降二、三天時，就可知道下一次月經會

典型的基礎體溫表子宮內膜的變化

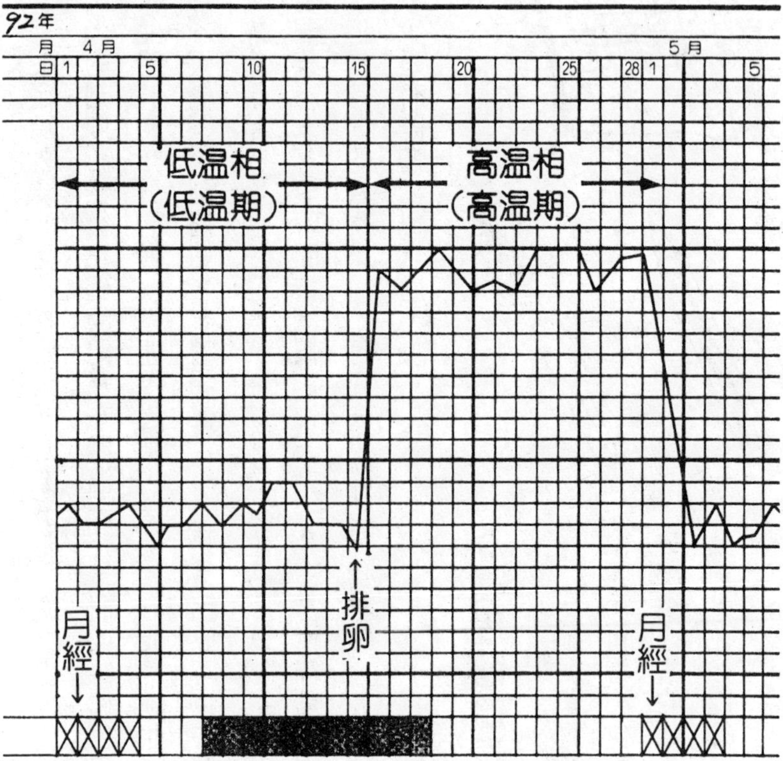

子宮內膜的變化

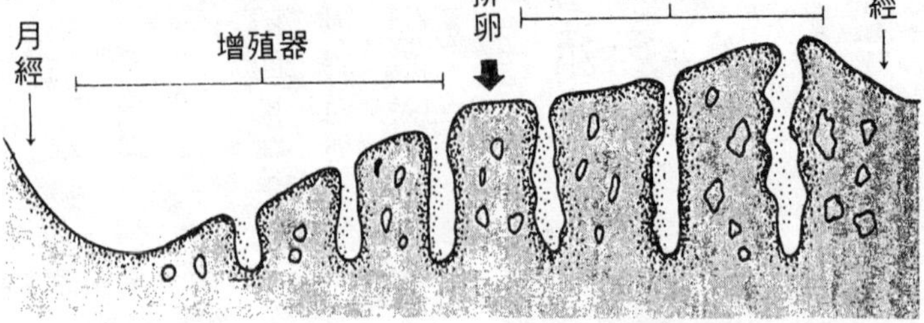

在什麼時候到來。

排卵日對於懷孕來說，是具有很大的意義，而且許多的檢查與治療，也都要配合排卵日來做。排卵日是在體溫的低溫期轉換到高溫期時，無論如何，醫生是按著你的體溫表來安排檢查與治療的時間表，所以，你要測量正確的基礎體溫，並提供給醫生參考。

生理不順的人，要好幾個月才來一次月經，那麼，就應該至少做三個月～半年的基礎體溫表給醫生參考。每個人的基礎體溫表都不盡相同，有時也有相當大的差異，並非一定是如此的標準，醫生是按各人的基礎體溫曲線來給病人指示，而病人也是按醫生的指示來配合。

男性方面的檢查內容

男性在就診時，要先問診、視診、觸診。

☆問診：

就是由醫生向受診者提出各種相關問題，以便獲得受診者的有關資料，如職業、既往症、自覺症狀的有無等。有的職業整天坐著，有的身體整天都暴露在高熱放射線中或整天與科技物質接觸，這都會造成不孕。還有曾得過結核病、高熱病、性病、腮腺炎等的既往症，也會造成不孕。

因交通意外事故，所造成的勃起不全後遺症、遲洩、性行為時有不愉快的自覺症狀、肥胖而患高血壓者以及糖尿病患者，容易在性行為時，發生激烈的悸動及呼吸急促等等的情形，也都可在問診時得知。

☆視診、觸診：

這二者通常是一併進行的，先用「眼睛」仔細的觀察，再用「手」來觸摸，看看外性器的彈性如何、有無硬塊、溫度如何、有無局部的發炎，大小如何、外面皮膚的顏色如何、有無異常、變形等等，這是很簡單的初步檢查，通常經驗豐富的醫生，只要「一看一摸」就能立刻知道，外性器有無異常及異常的原因為何。

這二種診斷的主要對象是陰莖、睪丸，而從臉色以及皮膚的光澤及彈性，也可以知道身體的狀況如何。

☆精液檢查：

這是不孕症檢查中的重要檢查。精液的取得，通常是在醫院的廁所裡，自己用手（手淫）把它採取到廣口的玻璃瓶中，而且在三天前開始不可行房。

除了檢查射精一次的精液量、精子數、精子運動率、氫離子的濃度等，精液的稠度、比重、畸型及死滅精子的混合度、精液中的異物等也都要一併檢查，以獲知精子使卵子受精能力的強弱。

檢查精子時，也可直接在家中就地採取精子（採取後，數十分鐘以內），並立刻帶往醫院檢驗。

其他再做**輸精管**和**尿道**的檢查，看看有無阻塞，輸精管有無破洞，有無發炎、發腫等。

此外，也有查**前列腺**及**精囊腺**的，關於這方面的詳細情形，在往後的其他章節，將詳加說明。

女性方面的檢查內容

問診時，可得到有關既往症、現在身體狀況如何，以及月經情形等的有關資料，同時還要做視診、觸診以得知外部有無障礙與異常，同時在前面說過的基礎體溫表，更是檢查不孕的基本資料中，最重要的參考資料之一。

常做的是**子宮頸管黏液檢查**，不會疼痛，而且非常簡單，是隨時都可做的檢查，由此所得到的資料也是相當重要。位於子宮入口的子宮頸管，通常會分泌大量的不透明黏液（子宮頸管黏液），像一面牆一樣，擋在子宮的入口處，它的作用是，可防止各種細菌從陰道進入子宮內，而在排卵的二、三天前會開始大量的分泌，然後在排卵後慢慢減少，著床期（黃體期的中期）黏液也會減少。

由子宮頸管黏液的分泌量，可以推定排卵的日期，診斷排卵誘發劑的效果，以及瞭解無排卵症的輕重程度。

輸卵管是卵子的通路，它經常會發炎、黏著，有時也有輸卵管癌及發育不全的現象。要知道輸卵管是否暢通，輸卵管內的絨毛是否能發揮其性能，就必須做**輸卵管的疏通性檢查**，有造影法、通氣法、通水法三種。

爲了瞭解子宮內是否有慢性炎症變化肌腫、子宮內膜瘜肉、子宮內膜癌等，就必須做**子宮內膜檢查**，採取子宮內膜中極細微的組織，做成薄片，當做染色體標本，放在顯微鏡下觀察，由此得知子宮的組織內，有無異常或疾病。

跟檢查胃部的情形一樣，**腹腔檢查**時，也是要由腹腔內插入腹鏡（scope，特殊器具），並用眼睛觀察腹腔內各器官的變形、黏著、炎症、出血、腫瘍等情形，所用的透視鏡有二種，都能仔細觀察到子宮、卵巢、輸卵管等詳細情形。

內性器會受到結核菌的侵害，但近來已減少很多，而目前有關這方面的檢查，有**月經血培養檢查**，它是採取月經的血液，並培養其中的結核菌，以瞭解內性器中是否有結核菌的存在。

另外，還有其他各種的檢查與試驗，但以上面所介紹的爲主要。現代醫學已非常進步，可以按實際情況來做檢查，並按檢查結果來治療，受診者可以放心的接受一切檢查與治療。

第二章 懷孕的過程

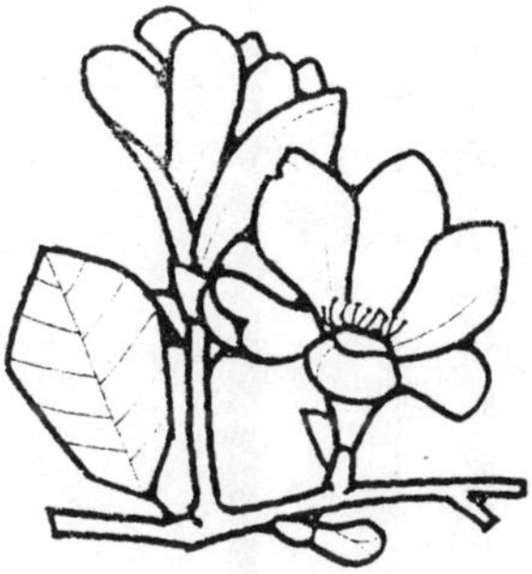

懷孕成立的過程

男性和女性的職責

不孕症就是無法懷孕的意思，爲了要瞭解造成不孕症的原因，就必須先認識懷孕成立的過程，以及男女雙方在這過程中，應如何發揮其各自的機能，以完成其各人的職責。以下就加以說明：

☼男性的機能和職責

①能在睪丸製造活潑的精子。正常人的精子數，一立方公釐有五千萬個以上。

②行房時，陰莖要能充分的勃起，不僅只是滿足自己，也要負起給予女性興奮、高潮的責任，這時子宮口開開，子宮頸管黏液變成薄且滑，製造精子易於通過的條件。

③高潮時，能夠將充分量的精液，射入女性的陰道內，正常的精液量是二～

四立方公釐。

☼女性的機能和職責

①卵巢可製造健全的卵子。

②卵子可從卵巢正常地向輸卵管排出。

③能把行房時射入陰道內的精子，引入子宮內，再導入輸卵管。

④從子宮導入的精子，可以在輸卵管的膨大部和卵子相遇，並使卵子順利受精。

⑤受精卵一方面進行細胞分裂，一方面又下降到子宮內。

⑥受精卵在子宮內膜著床。

以上六項，確實達成時，懷孕才可成立。然後著床的受精卵，不斷的進行細胞分裂，終至成長爲胎兒。

——如此看來，機能上，男性是製造精子，女性則是製造卵子，從職責分擔方面來看，男方不僅只是在性行爲時給予女性精子，並且還要調整成女性易於受精的姿勢，而女性也要幫助男性的射精，把精子引入子宮口及輸卵管的深處，這是需要雙方相互依賴、幫助才可達到的。

數億、數千萬隻精子中，只有一隻能和卵子相遇，並結合成受精卵，在子宮內膜中著床，使懷孕成立。所以，男女雙方應彼此幫助以使懷孕成立的事實，應是很容易就瞭解的。

完成這麼困難的過程，才能使懷孕成立，所以真可說是神所賜的。

男性生殖器官的構造

男性生殖器官當中，從外面就可看得到的是外性器，隱藏在體內、看不到的叫做內性器，外性器——陰莖、陰囊。內性器——精巢、精巢上體、輸精管、精囊、射精管、前列腺、球尿道腺、尿道、精索。這些都是和生殖有關的器官，所以稱爲生殖器官。

①陰　莖（penis）

這是象徵男性的外性器，也是辨別嬰兒性別的決定性器官。性行爲時，陰莖

男性的性器官

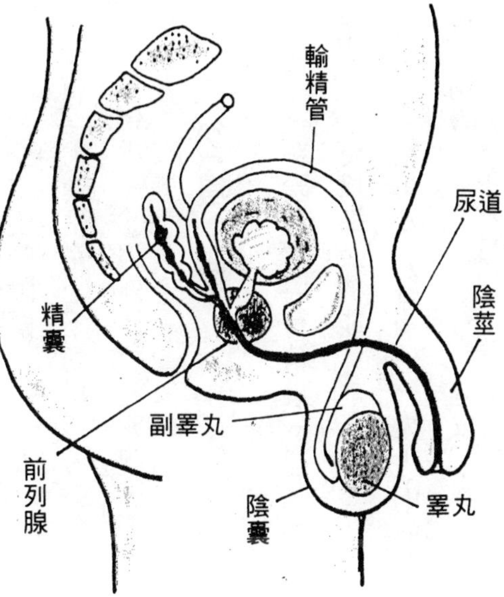

會插入女性的陰道內，完成精液注入器的職責。

☆機能和構造

平時的長度是七～九公分，粗度（周圍）八公分左右，勃起時，長約十一～十三公分，粗度十一公分左右，前端部份像烏龜的頭部，所以稱爲龜頭，是性感帶之一。在陰莖的斷面圖中，可看到中心部位有海棉體，而陰莖當中有無數的毛細管、比較粗的表皮下血管、陰莖背動脈、陰莖背靜脈、陰莖深動脈等，這些勃起時和血液的流動有很大的關係。

此外，還有可以傳達性感的神經，下部有尿道，尿道通常是當成尿液的排泄管，性行爲時，則成爲精液的通道，陰莖會硬且增大勃起是因海棉體充血膨脹的關係。

☆主要的障礙

①陰莖完全不勃起（陽痿），②不完全勃起（勃起不全），③先天性的畸型，④包皮，⑤因外傷所造成的後天性畸型等。

②陰　囊

在陰囊當中有精巢（睪丸）及精巢上體（副睪丸）。

☆構造及機能

精巢左右各一個，大小因人而異，在其上端有精巢上體，輸精管從此延伸到精囊。

精巢所製造的精子，先儲藏在精巢上體內，並在這兒和體液混合成爲精液，然後通過輸精管到精囊。所以，精巢上體是儲藏精子的場所，精囊是儲藏精液的場所。

☆主要障礙

①潛伏睪丸，②睪丸炎，③睪丸發育不全，④性病所引起的精巢上體障礙，

⑤副睪丸炎，⑥精子侵襲症等。

③精子和精液

精子的全長是五十千分之一公釐（micron=μ），形狀像大頭針一般，稱爲精蟲，它會利用尾部的長毛做游泳運動，以游到卵子的地方，在它的頭部有很多染色體等與遺傳有關的重要因子。

精液是精子和分泌液二者的混合物，在分泌液當中除了水分以外有蛋白質、醣類、無機鹽類、酵素等，而且是氫離子濃度爲七・一～七・四的弱鹼性液體，具有幫助精子通過輸精管的潤滑作用，以及當做射精液的作用。

☆構造和機能

在精子頭部有很多跟遺傳有關的因子，以及和卵子結合成受精卵，在子宮內膜中著床後，幫助懷孕的刺激因子。

精液不但能幫助精子的游泳運動，也是在陰道內保護精子生命的延命液。正常男性的精液是一立方公釐中，有五千萬個以上的精子，如果沒有精液的保護，精子幾乎會在弱酸性的陰道內全部死亡。

☆主要障礙

①精液寡少症，②無精液症，③精子減少症，④無精子症，⑤精子死滅症等。

④輸精管

從陰囊的精巢上體（副睪丸）將精液輸送到精囊的通道就是輸精管。位於男性下腹部，半繞狀且較長的一條管子。從陰囊到肚臍附近約有五十公分長。

☆構造和功能

精液依副睪丸↓輸精管↓精囊↓射精管↓尿道的順序流動，尿道非常容易受到各種細菌的感染，爲了避免感染以保護睪丸、副睪丸，所以輸精管的長度才會比較長，換句話說，就是把男性生殖器官當中，最重要的睪丸、副睪丸，用細長的輸精管，儘量地和尿道隔遠一點。

☆主要障礙

①輸精管硬結，②因各種炎症所引起的腫脹，③先天性的障礙，④念珠狀硬結等。

⑤精　囊

是儲藏精液的袋狀器官，富有伸縮性，射精前會膨脹成最大，射精後則立即收縮，然後會再儲藏精液，漸漸的又再膨脹起來。

☆構造和功能

位於膀胱的後方，依輸精管→精囊→射精管的順序連接著，是具有彈性可伸縮的小袋子。射精時，能發揮將精液擠出的幫浦效用，又會分泌鹼性分泌液，將精子用涼粉狀的液體包圍著以保護之，並增加精液的黏度。

☆主要障礙

會因輸精管以及尿道等發炎而引起浮腫、發腫。

⑥尿　道（urethra）

通常是尿液的排泄管，性行爲時，變成精液的通道，並把精液射出於體外（女性的陰道內）。

☆構造和功能

是由膀胱通往體外的細長管子，會通過陰莖的下部，在膀胱下端和射精管會合，全長約十七公分。陰莖勃起時，尿道也會增加三公分。尿道本身也有分泌液，會跟精液一併混合，具有增加精液量的作用。

☆主要障礙

①尿道炎（尤其是因淋病以及其他各種細菌所引起的發炎），②尿道水腫，③尿道閉塞，④尿道結石等。

女性生殖器官的構造

與男性只要能把精子射出去，就完成其職責不同，女性生殖器官最大的特徵是，不僅只是接受精子，並與之和卵子結合，同時更要讓受精卵順利地在子宮內膜中著床，並在此培育成胎兒。

培育新的生命是男性所不能，而只有女性所能擁有的天職。

女性的性器官

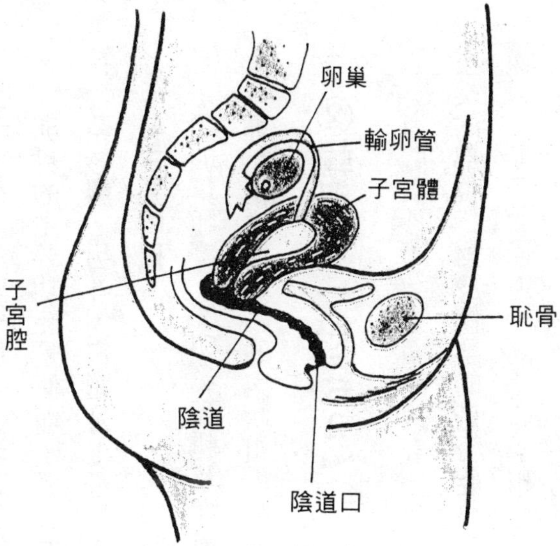

①卵　巢（ovary）

就如同男性的睪丸是製造精子一樣，女性的卵巢也是製造卵子的場所。在下腹部的左右各有一個，與睪丸左右各有一個的情形也是一樣。

☆構造和功能

從子宮腔內左右兩側延伸，在輸卵管的末端有卵巢出現。卵巢是比鴿子蛋大一點的橢圓形器官，有無數個原始卵胞，這些都能製造成卵子。原始卵胞的直徑是五十千分之一公釐，其數目大約有二十萬個以上。女性在十二、十三歲時初經到來，假設每個月都無間斷，到五十歲時，大約只有排出四五〇個左右的卵子，其餘百分之九十九以上的卵子根本都沒有受精的機會，就先死亡了。

卵巢的主要功能是使卵子成長並將之排出，排卵主要是受到下垂體所分泌的荷爾蒙影響。另外，它還分泌可幫助受精和著床的二種荷爾蒙。

☆主要障礙

①卵巢腫瘍，②卵巢囊腫及囊腫的肌扭轉，③卵巢出血，④卵巢周圍發炎等。卵巢是由卵巢網的索狀組織所構成。很容易引起各種腫瘍，而造成不孕。

②輸卵管（oviduct）

有關女性不孕方面的檢查，多先由輸卵管開始，這是非常容易發腫、阻塞及發炎的部位。對於懷孕的是否能夠成立，也是非常重要的部位。換言之，這裡不僅只是卵子的通道，同時卵子和精子也在這裡合體（受精），並且開始不斷地做細胞的分裂，並同時由此下降到子宮腔內，換句話說，這是受精卵著床前，分裂與成熟的地方。

☆**構造和功能**

是從子宮向卵巢左右延伸的管子，像兩隻手臂略微交抱於胸前的形狀，它的粗度（內徑）較窄的地方是〇・二公釐，寬的地方則有十公釐，較窄的部位稱爲狹部，寬的地方稱爲膨大部，輸卵管像海葵一樣的向卵巢方向張開，在接近卵巢的地方稱爲卵管繖。

輸卵管的任務是將卵巢所排出的卵子，引入卵管繖，然後讓卵子向子宮方向滾動，並在這過程中，使卵子慢慢的成熟。全長是十～十五公分，不過也會因人而稍有差異。

☆主要障礙

①輸卵管炎，②輸卵管腫瘤，③輸卵管癌，④輸卵管妊娠（子宮外孕）等。

③子　宮（uterus）

解剖學上的英文名詞是 **uterus**，而一般英文用語則是 **womb**，有趣的是 **womb** 除了子宮的意思外，另外還有「發生的地方」、「包容的地方」二種意思。

換句話說，子宮就是受精卵著床，以及蘊育新生命的地方，也是懷孕十個月中好好包容以及養育胎兒的地方。簡單的一個英文單字，就把子宮最重要的二個職責，完全表達無遺，實在是非常奇妙的。

☆構造和機能

子宮的形狀像是一個倒三角形，全長約七公分，寬約四公分，厚度約二～二・五公分。從下方接近陰道的地方開始介紹，依序是①子宮陰道部，②子宮頸部，③子宮體部（其內部中空狀的地方稱爲子宮腔）。

性行爲時，精子由子宮陰道部，經子宮頸部（子宮頸管），進入子宮腔，然後在輸卵管（膨大部）跟卵子相遇，並使卵子受精，但這是在女性排卵日時的情形，並且可能會造成懷孕。排卵日以外的時間，則不會懷孕。

子宮頸部的子宮頸管，在排卵期會擴張，使精子能順利通過，並且會分泌子宮頸管黏液，更加幫助精子的通過，但在排卵期過了的一、二天後，子宮頸管不再擴張，這樣就會阻礙了精子的通過，同時也幾乎不再分泌子宮頸管黏液，而變成較硬的軟糖狀，使精子無法進入子宮內，更別說懷孕了。所以，在一個月經週期中，有可能懷孕的時期，也有不可能懷孕的時期。

可能懷孕的時期當中，尤以排卵日前後五天最容易懷孕，這時子宮頸管會擴張，同時分泌黏液，而子宮體內的分泌液也會非常的多，使精子的游泳運動非常活潑，並使其易於游到子宮腔內，然後進入輸卵管內。

子宮的分泌液是弱鹼性，而進入弱酸性陰道內的精子，本身就有喜歡鹼性的性質，所以就會受到引導，迅速地進入子宮內。

☆主要障礙

子宮的主要功能，都是在受精卵著床後才開始，所以它的功能是否健全，對不育症的影響較不孕症的影響來得大。有時也有子宮內膜異常的情形，使受精卵無法順利著床，造成不孕。

①子宮內膜瘜肉，②子宮腺肌症，③子宮平滑肌腫，④子宮體癌，⑤子宮內腫，⑥子宮後方變位，⑦子宮腔黏著等。

④陰　道（vagina）

陰道是由富有伸縮性的肌肉組織，所形成的一條管子，它在女性的大腿之間有一個開口，而在體內的另一端可通往子宮頸部。性行為時，男性的陰莖會插入陰道內，同時陰道也成了男性所射出的精液的容器。

☆構造和功能

陰道的深度，平常時約為十一～十五公分，本身極富有伸縮性，所以不論陰莖的長度如何，都不會造成性行爲時的障礙。大庭前腺（Bartholinś glands）的分泌液有潤滑的作用，可幫助陰莖的插入，同時也可殺死各種細菌，重要的是，更可幫助不喜歡酸性的精子，迅速地進入弱鹼性的子宮腔內，也就是說，可幫助精子的游泳運動，使其更加活潑的前進。

在陰道內以及陰道的周圍，分佈著女性的性感區，這是因爲，懷孕以及生產對女性而言，是非常艱苦的，爲了不使女性因此而怯步，致使人類生命的延續出現危機，上帝特別賦與女性能享受更興奮高潮的權利，陰道可說是夫妻感情如膠似漆的神秘接點。

☆主要障礙

①陰道狹窄等的異常，②處女膜強韌症、處女膜閉鎖，③因性病所引起的發炎，④葡萄狀球菌及大腸菌等的各種細菌，所引起的陰道炎，⑤念珠菌病及滴蟲病所引起的陰道炎，⑥陰道癌，⑦陰道囊胞等。

有關性生活的疑問與解答

☼快感的高昂與懷孕之間的關係如何？

問 我已結婚三年，現今二十六歲，我的先生是二十八歲，婚後的二年，都一直在避孕，最近因爲想有個孩子，所以就不再使用避孕器了。我的先生體力非常旺盛，性慾也很強烈，我們幾乎每天晚上都會行房，但我通常只是機械性的應付了事，往往我還沒有達到高潮，房事就已結束了。前些天，我的先生失望地對我說：「你如果真的想生孩子，就應該對我熱情些，每次你都好像只是應付一般，這樣怎麼能懷孕生孩子呢？」

情慾或快感的高昂，是否和懷孕有關，請你告訴我，好嗎？

答 卵子和精子二者相遇並且受精的情況，只會發生在排卵期，所以，如果錯過了排卵期，不論女性的快感再高昂，甚至達到高潮，也不會懷孕。相反的，在懷孕機會絕佳的排卵期，即使沒有性的興奮，甚至如強暴般的性行爲，也會造成懷孕。

不過，隨著快感的高昂，女性子宮內、陰道內的分泌液會增多，以幫助精子的運動，同時子宮體會下降，使子宮頸管張開，讓精子易於通過，而進入子宮腔內，產生易於懷孕的條件。因此，排卵期時，夫妻之間應重視自然而然的性慾，不要勉強對方，應慢慢的愛撫以提高對方的意願，最後達到高潮，相信這樣一定能生下一位活潑可愛的寶寶。

性行為時，男性不僅只是在滿足自己的性慾，同時也要讓對方感受到性的高潮，這樣才能產生對精子運動有利的條件，並且使卵受精。如果只是像機械性般的應付了事，或者是在意願不高的情況下進行，徒然只會造成對方的失望，而破壞夫妻生活的融洽。

☼容易懷孕的性交姿勢是？

問　我今年二十八歲，結婚已六年，現在只有一個兒子，很想在三十歲以前再生一個孩子，但是一直無法受孕。第一個孩子是在結婚二年後懷孕的。到產科醫院檢查，醫生也表示：「你們夫妻倆都很正常」。

我想不易受孕的原因，可能是夫妻性生活有問題，丈夫有時候每晚都要求做愛；有時候甚至十天或半個月連碰都不碰我一下，變化無常令人難以捉摸。做愛時二人時常無法一起達到最高潮，況且丈夫又時常早洩。

每個星期要性交幾次才容易懷孕呢？容易懷孕的姿勢是何種姿勢？能使二人同時達到最高潮的姿勢，是否對懷孕有助益呢？

答

每對夫妻的性生活型態都不盡相同，所以，也不能說那一種姿勢或次數最標準。性行爲也是一種愛的表現，與每個人愛的表現法不同，是同樣的道理，不必太著重於如最大公約數般的數字，而是應培養二人濃蜜的愛情，與充實的性生活。

想要懷孕，必須把握排卵期的良機，應設計配合排卵期焦點的夫妻生活計畫，但是，也不可爲了配合懷孕時機而無理的催促丈夫，妻子應自然的製造氣氛，慢慢地誘導丈夫。這種事前製造的氣氛，能提升女性的情緒，提高性的興奮，爲了使男女雙方一致達到性高潮，這是必要的。

如果女性時常處於被動，往往會演變成男性唱獨腳戲的現象，由於男性的情緒變化，才會十天半個月引不起性慾，所以，女性應該積極製造氣氛，不致使夫婦的性生活變成單調乏味，而是富有變化。

性交姿勢也相同，並沒有特別容易懷孕的姿勢，但是有些人子宮較後屈；有些人子宮較前傾，所以不妨向醫生請教，何種姿勢較理想。除此之外，做愛完畢後只要仰睡三十分鐘左右，保持精液容易流入子宮內的姿勢即可，切記做完愛後不可立刻淋浴。

想使男女一致到達最高潮是非常困難的，年輕男性較快速達到最高潮，年齡愈大則達到速度愈慢，而女性卻正好相反，所以雙方都應盡量配合對方，最重要的是，彼此相愛與相互了解。

調和彼此的身心是最重要的。

☼想使丈夫恢復心情

問 我是一個已有四歲兒子的三十歲婦女，很想再生一個孩子，但是最近丈夫都不太理我，公司放年假或例假日也時常獨自去打高爾夫球或旅行。到了晚上也常說：「今天太累了！」而先行就寢。

結婚後的前二年我們都是同床睡覺，現在我們已分房睡了，問他要分房睡的原因，他則說：「妳的性格開朗，但像粗俗的男人一樣，一點氣氛都沒有。」或

「妳不是說我很猥褻又陽痿嗎？妳怎麼能跟我這樣的人睡在同一張床上呢？」

新婚時我確實曾在浴室中向他大喊：「你好色！」也曾在丈夫很疲累時說過他陽痿，沒想到丈夫卻把我的玩笑話當真了。最近丈夫也故意用諷刺的語氣說：「我旅行時在××酒店認識了一位溫柔、有魅力的小姐，如果與那種最像女人的女人做愛，一晚上即使要三、五次，也能做的很好！」

我不想和丈夫離婚，因爲有了孩子，丈夫也從沒有想和我離婚，但我擔心這樣下去，我們之間的裂痕會愈來愈大，請告訴我如何去化解我與丈夫間的誤會？

答

性格開朗、活潑的女性，時常在無意中說出傷害對方自尊心的話。

這種情形在學生時代時還好，同學間較不會在意。但是出了社會，這種情形時常會傷害同事、或被上司、前輩嫌惡，更何況妳將上班後疲憊不堪的丈夫說成陽痿；將在浴室中愛撫妳的丈夫罵成猥褻……，即使他有滿腔的熱情與愛慕，也會急速冷卻。

其實女性不了解，男人也有：「百年的戀情，有時也會瞬間煙消雲散」的微妙心理。擁有溫柔與憐恤心的女性，比臉蛋漂亮、身材健美的女性更吸引人、愛情更持久，男性對特定的女性不覺得性魅力而成陽痿，心理因素比肉體因素壓倒性的多。

你們已有一個兒子，證明你們在生理上應無任何障礙，而且妳似乎也深愛著妳的丈夫，所以此後妳應在日常生活上多發揮女性的溫柔，多照拂丈夫的飲食起居。同時不妨利用假期二人一同去旅行、用餐，盡量改變氣氛，使生活更加愉快，相信一定會產生好效果。

事事尊重丈夫的意思，夫唱婦隨，如此性生活也一定能像新婚時在丈夫的主導下順利進行。

排卵與月經的組織結構

排卵即是卵巢濾泡破裂，成熟的卵被排出來。哺乳動物排出的卵通過喇叭管後進入輸卵管，當然人類也不例外。

人類的週期大約是四週（約二十八天）。

月經即是女性子宮以約二十八天的週期（排卵日起約二週後）持續數日出血的現象，每月一次。

卵成熟的過程

女性的下腹部（子宮後方）左右各有一個卵巢，卵巢中有原始卵胞（原卵細胞），左右共有二十萬個以上。

原卵細胞由於荷爾蒙的作用逐漸成長，左右卵巢每個月交替排出一次卵到輸卵管中，這即是排卵。過程詳述於後。

①卵祖細胞……胎兒尚未出世前，卵巢內即已有卵細胞，也就是說在嬰兒時就已形成了下一代的卵源。

②原始卵胞……卵祖細胞成長到某種程度，即變成直徑○・○五公厘左右，中心有卵母細胞，被卵胞膜包著的原始卵胞。

③二次卵胞……原始卵胞直徑擴大約○・○七公厘左右，此時卵細胞尚未成熟，正在發育途中，所以又被稱爲「發育卵胞」。

④胞狀卵胞……此時直徑約有十～十五公厘，已成熟到某種程度，是即將被排出卵巢外的「成熟卵胞」，大約有五～十個卵胞能成長到此一階段，但是能被排出的只有最初成熟的那一個卵胞。

⑤排卵……剛排出的卵並未完全成熟，而是一面通過輸卵管，一面逐漸成熟，並等待與精子相遇的機會。

——以上概略說明卵祖細胞逐漸成長到排卵的經過，原始卵胞成長到二次卵胞約需五～六日；胞狀卵胞成長到排卵約需一個星期左右。

這些過程，於月經週期中按次完成。

月經的形成

月經（生理）與排卵的關係是，原始卵胞成長到排卵是月經週期的前半部；排卵後形成的黃體白體化，即是月經週期的後半部分。

說到月經，通常只是以爲是數日間的出血現象，然而這只是月經週期（二十八～三十五天左右）中的一部分，若能了解這段期間只是出血期間，即能更充分明瞭女性體內卵胞成熟的過程。

成熟的卵被排出卵巢後，不久卵巢濾泡白體化也消失，這一連串的過程即是一個月經週期。體內生命的形成過程即爲月經週期，月經週期即是基礎體溫所表示的低溫期↓排卵日↓高溫期↓月經。

卵沒有和精子相遇，即無法受精，也不能在子宮內膜著床，此時，每週期都準備等待受精卵著床的子宮內膜組織，即已沒有存在的需要了，於是通過陰道被排出子宮外，這些排泄物即是經血，也就是月經出血。

卵巢排出後，變空的卵胞（卵巢濾泡）周圍會流入由微血管送來的血液，形成「血體（紅體）」，二天左右後血體即變成「黃體」，然後分泌黃體荷爾蒙。

●月經時的身體狀況如何？

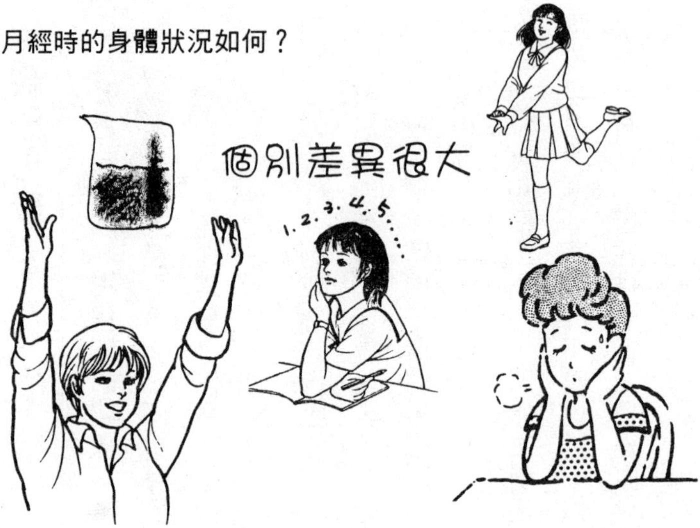

黃體大約二個星期後即會變成「白體」，並且逐漸縮小、消失。

如果卵受精後，黃體荷爾蒙即能發揮作用，使子宮內膜變成著床可能的狀態。

正常月經週期，是二十八～三十天左右，然而壓力過度或生活不規律，都可能使週期紊亂，此外，初潮的少女必須經過一～二年才會有安定的月經週期。出血期短則三日，長則一週左右，若出血日太短或太長，應該請專門醫生診查。

出血量多與少的差距非常顯著，少則只有三十cc；多則可達一百八十～一百九十cc左右。

若出血量比平常過多（或過少）時，或感覺劇烈腰痛、下腹部疼痛時，應儘早洽專門醫生診查較安全。

應牢記自己的初潮時間或月經週期

接受婦產科醫生的診查時，醫生都會問：「妳第一次月經是在什麼時候？」「妳的月經週期有幾天？」尤其是診查不孕症時，這些都將是重要的參考資料，所以應牢記自己的初潮時間或月經週期。

初潮，東方人平均年齡是十～十五歲，近年來有提早的傾向，甚至有人八～九歲即已發生初潮，若到了十三～十七歲仍無初潮的女性，應接受專門醫生的診查。若忘記幾歲有初潮的女性，不妨回想中、小學時代的事情，或詢問母親，正確推算出初潮時的年齡。

月經週期，每位女性初潮後都應該養成每天記載基本體溫的習慣，如此才能正確把握能懷孕的日子，及不能受孕的日子，或月經出血日數等。也可由連續數個月記錄的基礎體溫表中得知何時因受了壓力的工作影響，而使月經週期發生紊亂，甚至對自己的健康管理也非常有用。此外，也可做爲診查不正常出血時的重要依據。

正常月經時的出血，平均是三天～一週左右，出血日數太短或太長都可能有不正常出血的嫌疑，所以不得不注意。

月經時的出血量，可由每個月使用的衛生棉張數、或生理棉棒的支數，概略知道出血量的多少，若張數或支數比平常過多或過少時，即應加以注意了。

月經時的疼痛或焦躁，大多數的女性都有在月經時感到腰痛、下腹部痛、乳房或背部疼痛的經驗，有的人甚至在月經前四日即開始感到疼痛。

月經來臨時，有時也會有精神焦躁、憂鬱、食慾不振等症狀發生。如果這種生理上的疼痛，或精神症狀加劇時，應該請專門的醫生診查。

平時出現的黏液，是顯示體內狀況的重要線索，所以必須養成仔細觀察的習慣，平常陰道也會流出分泌物，但是月經時分泌量則增多。這些分泌黏液不只是陰道的分泌物，也包含了頸管或子宮其他內性器官的分泌物，我們能從分泌物的變化了解內性器官的健康狀況。

①**白色黏液**……白色或透明時，是正常的狀況，排卵期分泌量增多。

②**黃色黏液**……有時是因感染大腸菌、雜菌、淋菌等而發生的，應要注意。

③養樂多狀……可能已感染了唸珠菌、結核性脊椎炎真菌類。
④淡綠色的泡狀……可能已感染了陰道滴蟲。
⑤混雜血液的物質……有陰道炎、頸管子宮炎、子宮陰道部分靡爛的可能性。

新排卵誘發法

有排卵及月經的女性才能懷孕，反之，無排卵或無月經的女性則不能懷孕。設法使罹患不孕症的女性排卵，即是所謂的「排卵誘發法」，有外科手術法、化學醫療法、飲食療法、荷爾蒙劑誘發療法等方法。

這些排卵誘發法近年來進步神速，與十多年前的不孕症醫療法簡直有隔世之感。這些項目將在「診斷與治療」中詳細說明，現在先概略介紹如下：

●各種排卵誘發法

因爲有某種障礙而無法排卵的女性，除了接受檢查診斷外，還要施行下列各種誘發醫療法。

①心理療法……因精神壓力、懷孕恐懼、育兒不安、成熟拒絕等種種心理因

素，使月經不調順或不排卵時，應該接受精神醫生的治療，使精神安定，自心理誘導正常的排卵與月經。

②化學療法……有電擊法、下垂體X光照射等醫療法，但是近年來由於各種化學療法的開發，這些方法現在已不太輕易嚐試了。

③飲食療法、中藥療法……一方面長期預防有害食品，或藥品的副作用；一方面調整新陳代謝、荷爾蒙的均衡，並恢復體力，使排卵及月經正常化。中藥中時常有很多西醫無法解釋而產生效果的原因，能夠醫治月經異常、不孕症有價值的中藥不少。

④排卵誘發劑……排卵誘發劑的開發相當迅速，同時效果顯著的藥劑也不少，它是以促進排卵的荷爾蒙劑爲主體，此外對於子宮發育不全、月經異常、無月經、無排卵、更年期障礙、習慣性流產等症狀，要用各種不同的藥劑來醫治。

這些藥效劇烈，必須正確使用，投藥後應確認效果，配合排卵的時機，以便受精妊娠，所以必須遵照專門醫生的指示來服藥，同時也要注要服藥後的副作用。

⑤外科手術……無排卵症的女性可施行卵巢楔狀切除術，或卵管癒著剝離術、開口術、吻合術、移植術等。

從受精到著床

為懷孕的性交

據調查，正常夫婦中仍有百分之十的夫婦無法懷孕，這是很奇怪的現象，或許有很多不能懷孕的原因，但是受精及著床的時機無法配合，而不能懷孕的例子想必佔了相當的比例。爲懷孕的性交與爲滿足性慾得到快感的性交，意義完全不同，也意味著男女兩性的時機配合非常重要。

兩性間的時機調合、懷孕的條件齊備，縱使完全沒有快感，也能懷孕；反之，即使達到了快感的頂點，如果懷孕的條件不齊備，性交的次數再多也無法懷孕。

那麼，爲懷孕的性交，應如何調合彼此的時機呢？應具備那些條件，才能懷孕呢？

女性懷孕可能的排卵期是最好的時機。如果女性的卵巢沒有排出能受精的卵，縱然有再多次的性交，也絕不會受孕，也就是說，只有男性（精子）在唱獨角戲，當然，這是無法出現受精卵的。

性交的時機沒有配合排卵期，即無法達成懷孕的目的。

以此為前題，下列條件是不可或缺的。

①必須要有足量的活潑（活動性良好）精子射入女性陰道深處，同時精液量也要充分。

②子宮內分泌液或頸管黏液必須充足，使精子容易進入，此外，性交後精子必須確實進入子宮及輸卵管內。

達成這二個條件後，卵與精子才能相遇受精。

當然，男性不可有陽痿或勃起不全等性無能因素；女性不能有性交痛或陰道痙攣等性無能因素。

兩性生理健全，具備能自然性交的生殖器，才能達成懷孕的目標。

受精

雌雄的生殖細胞合而為一，稱為「受精（授精）」。植物界是指雄性子與雌性子合成一體，變成結合子；動物界則指精子與卵的合體。

魚類養殖或水果栽培，要在魚卵或雌蕊上澆魚精子或雄蕊花粉，使之「授精」；哺乳類的卵都是在母體中妊娠，以母體的卵爲重點，所以稱爲「受精」。

哺乳類之一的人類，也是卵與精子合成一體而受精，著床後漸成胎兒而誕生的，這些過程全在母體內逐步完成。從女性方面來說，卵與精子合體即是卵接受精子，所以才使用「受精」這二個字。

卵的受精：

①卵巢排出的卵，經過輸卵管繖而由輸卵管逐漸下降。

②精子自陰道經子宮上升到輸卵管。

在卵的下降與精子的上升過程中，二者必須相遇。

二者相遇之處，通常是卵管膨大的部分，有時也會在卵管狹窄部分或子宮內受精。

到達卵附近的精子數只有數百隻，其中最活潑的一隻精子會與卵合爲一體，合體受精後的卵即不讓別的精子靠近。

通常射精後一～二小時，精子即能到達卵的附近，但是這也不是個定數，精子到達時間有時快有時慢。

希望懷孕時，女性性交後最好將枕頭等墊在腰下，保持能使精液流入子宮深處的姿勢，靜靜仰睡即可。

卵與精子合成一體，二者的核融合成為一體時，才是真正的受精，這時，才可說是產生了下一代新生命的種子。

卵與精子的核中，各含有性染色體，精子的性染色體有二二＋X與二二＋Y二種；卵的性染色體只有二二＋X一種，卵與精子的性染色體組合來決定嬰兒的性別。

著床

卵與精子在輸卵管中相遇而受精，受精卵會不斷地分裂，同時從輸卵管逐漸下降到子宮，著床於子宮內膜時，懷孕就完成了。受精卵約需一週時間才能下降到子宮內，此後，母體確實受胎形成胎盤約再需一週的時間。

這期間受精卵不斷分裂，從桑實胚變成胞胚，再成長為胎芽，簡單說明如下：

受精卵變成桑實胚，再成爲胞胚時，即分爲外層與內層：外層（營養膜）後來成爲胎盤；內層（胎芽原基）後來成爲胎兒。

二層性胚盤後半出現的內胚層、中胚層、外胚層，會逐漸各自發展成各項器官：

〈內胚層〉：呼吸器官、消化器官、膀胱等。

〈中胚層〉：骨、筋組織、循環器官、性器官、腎臟、羊膜、絨毛膜等。

〈外胚層〉：皮膚、感覺器官、中樞神經、羊水、羊膜等。

受精卵經過桑實胚變成胞胚時，即已接近子宮，胞胚後期即已在子宮內膜上著床。胞胚接近子宮內膜時，子宮內膜即開孔把胚胎抱入，此後，慢慢形成胎盤，而完成了受胎。

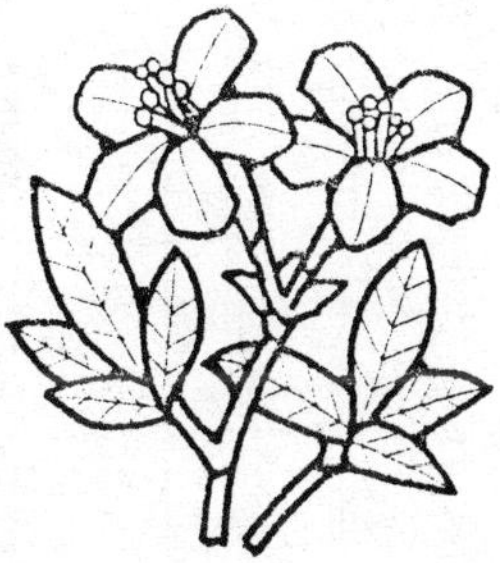

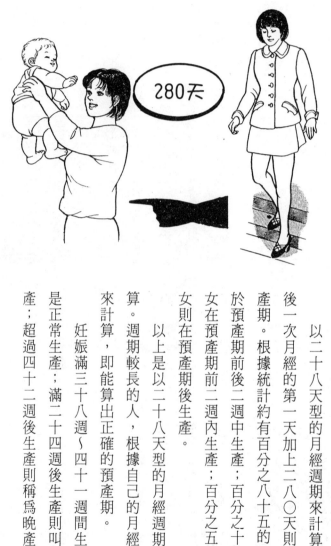

＊預產期的計算

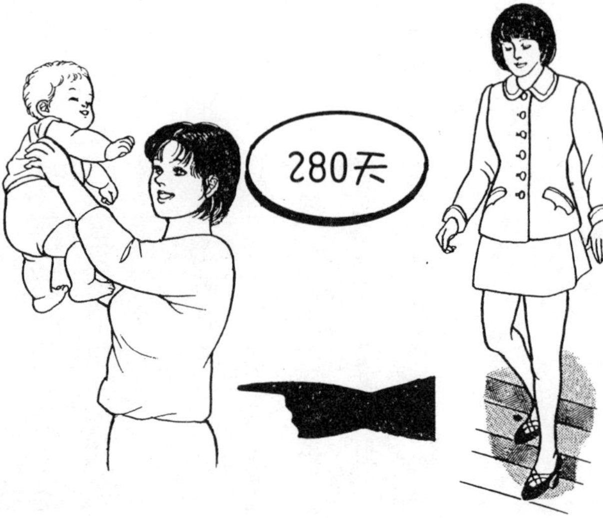

以二十八天型的月經週期來計算，最後一次月經的第一天加上二八〇天則為預產期。根據統計約有百分之八十五的婦女於預產期前後二週中生產；百分之十的婦女在預產期前二週內生產；百分之五的婦女則在預產期後生產。

以上是以二十八天型的月經週期來計算。週期較長的人，根據自己的月經週期來計算，即能算出正確的預產期。

妊娠滿三十八週～四十一週間生產則是正常生產；滿二十四週後生產則叫做早產；超過四十二週後生產則稱為晚產。

第三章 男性不孕症的診斷與治療

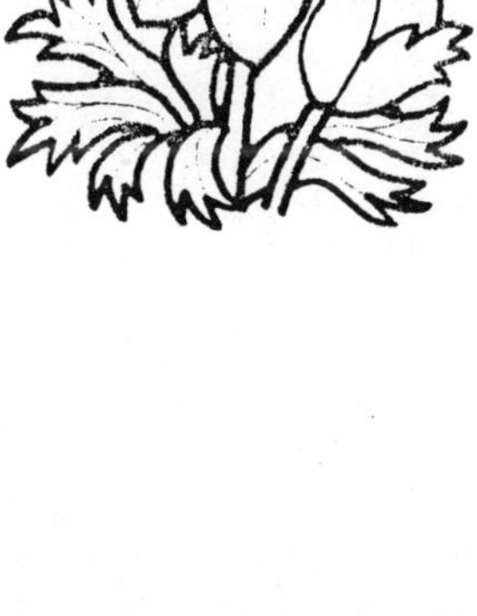

男性不孕的種類

男性不孕的原因及各種障礙，大略分別如下：

①性交障礙……陰莖或尿道等發生障礙，而無法順利性交。

②造精機能障礙……製造精子的能力發生異常或障礙。

③精子通路障礙……精子通路發生障礙，使精子無法順利通過。

④副性器官障礙……精囊或前列腺等副性器官發生障礙。

性交障礙

陰莖無法勃起的**陽痿**、勃起不完全的**勃起不全**、性器**畸形**或**短**小等，都不可能性交。這些症狀有先天性的，也有後天性的發育不全，但是大多數的原因是荷爾蒙分泌異常、糖尿病等慢性疾病所引起的，或精神上的因素；或交通事故受外傷而引起的射精中樞障礙。

各種症狀有各自的醫療方法，如以外科手術能矯正畸形；慢性疾病除了服藥外，也可用飲食療法；精神上的病因時，則需精神醫生的治療等。所以不能一概而論，而需對症下藥。

有性交障礙的人，無法由自然性交得到下一代，所以，必須接受醫生的診查與適當的治療，若接受治療仍無法痊癒時，也可用人工授精（配偶間人工授精＝AIH）的方法傳遞香火。

造精機能障礙

精子是由睪丸的精曲小管製造的，精子製造機能發生障礙而無法製造出精子（**無精子症**）、或精子數量少（**精子減少症**），約佔男性不孕症的半數。

這些障礙有些是先天性染色體異常，有些是因流行性耳下腺炎等病原體疾病而引起的睪丸炎、高熱傳染病、隱睪症（睪丸停留在腹腔中，下降到陰囊中）、藥劑或放射線引起的障礙、精系靜脈瘤等。

近年來，女性不孕症的治療法進步神速，而男性不孕症造精機能障礙的治療方法與之相較之下，則顯得落後多了。無精子症或極端精子減少症，至少仍沒有很有效果的治療法，但是，精系靜脈瘤手術及輕度精子減少症的治療法，卻非常有效果。

精子通路障礙

精子通路（精管及其他）有障礙時，精子即無法通過。

先天性無精管或通路異常等，或後天性結核、淋病、梅毒等所引起的副睪丸炎、精囊腺炎、前列腺炎及精索靜脈瘤或陰囊水腫等手術後，輸精管結紮手術後，都可能引起精子通路障礙。

治療精子通路障礙時，應先確認有無製造精子，如果有造精機能的人，則要切斷閉塞部位，接合通過部分，這種手術閉塞部分愈短愈有效果，太長則效果不大。

副性器官障礙

有些男性也因精囊、前列腺等副性器發生障礙而罹患不孕症。

精囊是擔任唧筒工作的袋子，它能在射精前蓄積精子，前列腺的分泌液是精液的一部分，能促進精子的活動性，是重要的性腺器官。

假如這些副性器官發生異常，即不能產生充足的精子，即使產生精子，其活動性也不好，而無法使卵受精。

副性器官障礙的原因主要是由尿道、輸精管的炎症所引起的腫脹、水腫等，都可用抗生素物質治療，例如前列腺炎、精囊腺炎等。

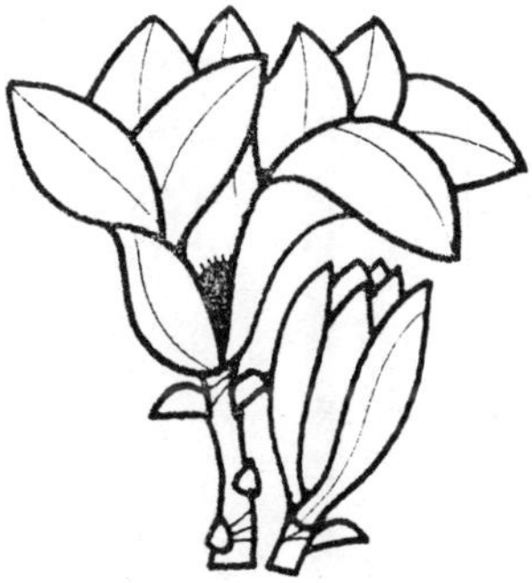

不孕與成人病、職業等的關係

職業是導致不孕的遠因

律師、學者、作家、各種設計師等精神勞動者，容易蓄積精神上的壓力，即使身體正常，也時常發生陽痿現象；其次時常坐在椅子上工作的人，除了精神容易有壓力外，由於股間的溫度升高而使睪丸有不良影響，使精子的活動性遲鈍，而變成不孕。

根據過去五年間實際走訪各產科醫院罹患不孕的男性，依職業分類統計所得比率如下：

①公司職員……四〇%
②公務員………一〇%
③商人…………九%
④教師…………八%
⑥銀行員………四%
⑦技師…………四%
⑧農業…………三・五%
⑨鐵路員工……二%

⑤工人…………七％　　　⑩司機…………二％

時常坐著工作的職業是第①②④⑥⑦等，佔半數以上，精神壓力多的職業，其罹患不孕症的人比率非常高。

室外勞動者如司機、鐵路員工等，因爲時常處在緊張狀態下，而且生活不規律，所以身體容易疲倦、精神容易緊張；農人每天日出而作日落而息，時常做粗重的工作，因此身體容易疲勞，而影響夫妻生活……。如此看來，職業與不孕症確實有密切的關聯，雖然職業不是不孕症的直接原因，但是卻有間接的影響，所以不得不多加注意。

不孕與糖尿病等慢性疾病

糖尿病的症狀有口渴、尿多、皮膚痛癢、肛門周圍痛癢，女性晚睡陰部劇烈痛癢、月經不順、不孕等；男性起初性慾衰退，後來血糖值提高症狀加重時，有時也會變成陽痿。

通常，糖尿病患者約有半數同時患有陽痿，但是，若有效的控制血糖值即無任何弊害了。

成人病的元凶是肥胖與高血壓，如果病症惡化即會引起動脈硬化，而影響心臟、肝臟、腎臟的機能，同時又使生殖機能鈍化、無力化；肥胖的人與標準體重的人相比，肥胖人的精液中非活性精子數目較多。

肥胖的人若罹患了嚴重的糖尿病，手腳即麻痺、視線朦朧，若不幸神經系又被侵害，則反應感度鈍化。而皮膚的抵抗力減弱，並且容易生膿瘡、水蟲或陰部濕疹，是不容易治癒的。罹患高血壓或動脈硬化的人，時常會感覺心臟悸動、氣喘、目眩等，因為太擔心這些症狀而與夫妻生活疏遠，即使沒有罹患不孕症，結果也不易得到孩子。

控制香煙、酒精、鹽分等攝取量、每天適度的運動及攝取適當的卡路里的飲食療法，能改善身體狀況。

患有成人病的人如果遵照醫生的指示，繼續不斷的妥善管理自己的健康，即能在病況尚未惡化時注意，所以應確立長期計畫、認真的實行。

病狀減輕，生殖機能一定能恢復。

既往症與不孕症的關係

以前罹患過的疾病，現在雖已痊癒，但是，有時也會成爲不孕症的原因。例如，聯考時用功過度身體虛弱而罹患肺結核，後來肺結核雖然已治癒了，但不幸卻罹患了男性不孕症。

所以，對於會發高燒的疾病、性器官有關的疾病、外傷或慢性既往症，都應特別留意。那些疾病容易成爲不孕症的原因呢？以下是既往症變成男性不孕症的比率：

①肺結核……約二〇%
②耳下腺炎……一五%
③淋病……一二～一五%
④結核菌引起的各種疾病……一一%
⑤副睪丸炎……一〇%
⑥瘧疾……五%
⑦梅毒……三%

⑧腹膜炎……一～二%
⑨外傷………二%
⑩外陰部X光照射……二%

如此看來，除了淋病、副睪丸炎、梅毒等與性器直接有關的疾病外，外陰部X光照射（爲了治療癌及皮膚病）等也應留意。

耳下腺炎、瘧疾、腹膜炎等會發高燒的疾病；或是糖尿病、腎臟病等慢性疾病，有時也會變成不孕症的原因。

上述各種疾病外，如軟性下疳、鼠蹊淋巴肉芽腫症（以上是性病），及非淋菌性尿道炎、脊椎骨疽、肋骨骨疽、傷寒、疝氣、黃疸、小兒痲痺、狂犬病、破傷風、酒精中毒症等，也會對造精機能產生惡劣影響，或引起性器官障礙。

男性不孕症的檢查與診斷

簡易性器檢查法

以視診及觸診即能大略了解外性器官（陰莖與陰囊）的狀況。視診不但能檢查大小、形狀、外傷、畸形等，也能自皮膚的色澤、皺紋、體毛（陰毛）等大略了解年齡與健康狀態。

觸診能確認陰莖的彈力或睪丸的硬度與數量（二個），也能了解陰囊的伸縮性、腫瘤硬塊的有無及睪丸的硬度（分爲一度～十五度）。

平時男性即能自己用手檢查陰莖、陰囊是否有異樣。陰莖有特有的彈性與伸縮性，稍一用力握緊，通常是不會感到疼痛，然而有炎症、腫脹時，稍一觸摸陰莖即會感覺疼痛。剛發生炎症時，會有點騷癢或鈍痛。陰囊中有二個睪丸，用手指用力壓它，通常會有點疼痛感，如果用力壓它，卻完全沒有疼痛感、或任何感覺時，可能已有異狀了；若比平常還柔軟也是反常現象。

這些都是有正常外性器的人，發生異常時的自覺感觸。而專門醫生也能由視診、觸診、問診等大略掌握先天性畸形、異常、慢性疾病或舊外傷所引起的障礙。如果內性器有毛病或要檢查與內性器官有關的疾病時，即要做更仔細的精密檢查。

自陰莖尖端通到膀胱、陰囊的**尿道**，是連結外性器官與內性器官的管道，平時尿道是小便的排泄管，但是將要射精時，即變成精液通過的重要輸精管。

尿道時常會因雜菌的侵入而引起炎症，所以有時也變成傳染病菌到內性器官的通路；因尿道阻塞或有孔，引起尿道下裂或尿道上裂時，精液無法進入陰道中，可能會外洩到尿道外。

被淋菌或其他雜菌感染，陰莖頭冠一帶或尿道、精囊等，即會因發炎而腫脹，排尿時會感覺劇痛。若有這些異常時，要以X光照射或其他精密的檢查法，尋找狹窄部分或有裂孔的地方加以治療。

自副睪丸伸長到精囊的**精管**，是一種直徑二～三公厘的細管。用指尖輕輕按位於下腹部的輸精管，若感覺有發硬或硬塊時，可能是罹患了精系靜脈瘤、結核性炎症或棲血性絲狀蟲等，必須到醫院仔細的檢查。

精管如果阻塞住了，精子即無法通過而成爲不孕的原因，所以，爲了確認精子有無被堵住，必須做輸精管疏通性檢查。

精子的通過路線是，副睪丸↓輸精管↓射精管↓尿道，精子路線疏通性檢查法即是由尿道注入造影劑，利用精管造影法來檢查。

精液檢查

精液檢查主要是檢查①精液、②精子、③精液中的白血球或細菌、④精子通路疏通性等。

①**精液**檢查是測定精液量、黏性、比重、酸鹼性（ＰＨ）等。②**精子**檢查是檢查精子數、活動率、畸形精子的混合率及無精子症或精子死亡症等判別。

內性器官發炎等異常，精液中的白血球則會增加，同時可由③**精液中白血球或細菌**的檢查，查出是何種細菌混入而引起的發炎，以便對症下藥。

精子可用手充分採取，如此也能確認④**精子通過路線**是否順暢；如果精液量很少或精子一隻也沒有，可能精子通路或造精機能發生了障礙。

至少要三日以上禁慾，才能做精液檢查，等精子數完全恢復正常才能採取精液。

採取的方法，可用自己的手（手淫）採取後，盛入玻璃杯內，採取後必須儘早（二小時以內）檢驗。

以下說明精液與精子的數量及性狀的標準測定值。

精液量……正常人的標準數量是二～四cc。一cc以下，即是有前列腺或精囊腺等分泌腺障礙的可能，想以自然性交妊娠是非常困難的。

精液的黏性……用玻璃棒沾一滴精液，拉長後即會有一條絲狀的長線，絲線的長度即能表示精液的黏稠度，正常人的標準值是約一公分左右。精液稀薄、無黏性，精子生存時間則短；濃而黏性太強，精子的活動率則降低。

精液的酸鹼度……正常人的精液氫指數（Pondns Hydrogenii）是七・一～七・四，也就是說屬於弱鹼性。傾向弱酸性的精子，活動率較低。

精子的活動率……將一滴精液滴在載玻片（slide grass）上，以四百倍的顯微鏡觀察，計算活動精子與不活動精子的數目，然後求出精子活動率。

$$\text{活動率（\%）} = \frac{\text{活動精子數}}{\text{精子總數}} \times 100$$

爲了正確起見，必須以一定的時間爲標準：射精後三十分鐘有八〇%；三小時有六〇%以上，即是正常數值。

精子數量……射精一次即能射出數千萬～數億的精子，所以無法一隻一隻的算出來。因此要計算精液一cc的幾十分之一或幾百分之一的精液量中含有幾隻精子，即要採用所謂的「精子濃度」測定法，算出精液濃度後，再計算出一cc精液中含有多少隻精子或全部的精子數。一cc精液中有五千萬隻以上的精子，即是正常；二千萬以上～五千萬以下即是低妊娠症；二千萬以下即是精子減少症。

畸形精子的比率……即使精子數很多，假如其中的畸形精子混合率太高，也不太可能懷孕。畸形精子的混合率在十五%以下即是正常；超過十五%則受精機率降低，所以，必須測定出一百隻精子中有幾成的畸形。

死亡精子的比率……正常人的精子中，也會有少量的死亡精子，如果死亡精子的比率未及五%，即不會影響受精力。死亡精子比率太高時，可能精液傾向於弱酸性、或精液中混有異物、分泌腺異常及精子通路有障礙等。

睪丸組織檢查

若由精液檢查或其他檢查發現有異常時，即必須做睪丸（精囊）組織檢查，以便確認造精機能是否正常。

因爲精液中沒有精子時，可能是精子通路阻塞；也可能是睪丸的造精機能本身有障礙，而導致無精子的出現。

檢查睪丸組織時，先要局部麻醉或靜脈麻醉，然後切取小部分睪丸組織加以檢查。近來已可採用短時間無痛電擊（punch）法。

睪丸是由睪丸間質與精曲小管組成的，間質分泌男性荷爾蒙，精曲小管製造精子。有正常精曲小管的睪丸組織，我們能用顯微鏡觀察精細胞的分化或精子的活動；缺乏造精機能的睪丸組織雖也有精細胞，但是不會分化；不然則是製造出的精子量非常稀少。

換言之，即是有的人完全沒有辦法製造出精子；有的人雖有造精機器，但能力很弱；有的人造精機能很旺盛，但無法製造出多量活潑的精子。

所以，完全沒有造精機能的人、或造精機能很弱的人，是無法恢復正常的造精機能；只有本身已有相當造精能力的人，才能做恢復造精機能的治療。總之，睾丸組織檢查是探究男性不孕症病因的重要檢查，若檢查後確定睾丸造精機能正常的人，即使其他部位有障礙，也能使卵受精而懷孕。

荷爾蒙檢查

睪丸間質所分泌的男性荷爾蒙，是顯現男性體質特徵的重要荷爾蒙，對於不孕症的診查及治療無太大的影響。

而與男性不孕症有關連的是，由下垂體分泌的LH（刺激間質細胞的性荷爾蒙）・FSH（刺激卵泡的性荷爾蒙）性荷爾蒙。睪丸造精機能降低，FSH性荷爾蒙的分泌量則增加。分泌過多時，即會引起精子減少症。

FSH性荷爾蒙有促進女性乳汁分泌的作用，但是，這種性荷爾蒙分泌過多時，即會引起不孕症。一般而言，有十%的女性不孕症是因性荷爾蒙分泌異常所導致的。

性荷爾分泌異常的原因是，腦下垂體發生腫瘍等異常、甲狀腺異常或藥物所引起的副作用。

其他檢查

輸精管X光檢查，能查出輸精管是否被阻塞。

尿道鏡可檢查尿道是否有異常。

雖然尚有其他各種的檢查，但是，檢查不孕症病因主要的檢查即是以上所述的各種檢查。

男性不孕症的治療

各種病因的治療方法

男性不孕症的病因及各種障礙、異常，可分爲①性交障礙，②造精機能障礙，③精子通路障礙，④副性器官障礙等四大類。

檢查出導致不孕症的是屬於何種病因，以便採取不同的治療方法。

①性交障礙

包皮或尿道下裂等外陰部異常，有的能以外科手術治癒；但是有的卻連手術也無法治癒，此時，若造精機能正常即可採用配偶間人工授精（ＡＩＨ）法妊娠。

陽痿若是因精神方面引起的，則要用精神醫療法；若是由糖尿病等內科性疾病所引起的，則要用內科醫療法醫治；若是荷爾蒙異常則要服用荷爾蒙劑……，配合病因採用各種不同的治療法。

男性荷爾蒙分泌降低而引起的陽痿，服用男性荷爾蒙即能獲得很好的效果。

中、老年齡的人因體力減退、病後衰弱或慢性疾病等而引起的勃起不全，最有效的治療法是，營養平衡的飲食醫療法與每日持續不斷的適度運動；也即是除了蛋白質、脂肪、醣質三大營養素外，也須攝取維他命或礦物質的食物，但也要注意「蓄精」食品的動物性食品與植物性食品二者的平衡。

每日三十分鐘左右的散步、慢跑、體操等，不可勉強自己做體力無法負荷的劇烈運動，必須依照既定的進度正常運動，不可隨意間斷或增加。

只要做能使心跳稍微加快、心情開朗、腳步輕快的運動即可，例如輕鬆的散步或慢跑等。做運動前必須做暖身運動，讓身體逐漸暖和，才能再做伸屈運動、跳得稍微高一點、或腕部振動大一點。

適度的運動可消除精神壓力，促進食慾、容易入睡、不便秘，並且每天都會覺得精神舒爽，夫妻生活當然也能充實。

②造精機能障礙

同樣是造精機能障礙，但是，完全不能製造精子的無精子症，或精子非常少的嚴重精子減少症，目前尚無法醫治。

因精系靜脈瘤引起的造精機能障礙，可以用手術來醫治。精系靜脈即通睪丸的靜脈，精系靜脈上若出現靜脈瘤，血液則發生異常，所以影響精曲小管的製精子功能，這時採用靜脈結紮手術（高位結紮術），可以增加精子數，但是，這種手術只限於精系靜脈瘤所引起的造精機能障礙。

隱睪症而引起造精機能障礙的人，應在兒童時期動手術矯正。到了成人後大多已失去了造精能力，動手術也是徒勞無功的。

輕度精子減少症較容易治癒，也是在造精機能障礙中，使精子數接近於正常值治療較有效的一種病症。

治療時通常都會將幾種治療法合併使用，在後面項目中再加以說明。

③精子通路障礙

精子通路發生障礙，除了先天性通路異常外，有時也受內性腺炎症、腫瘤等影響而發生通路閉塞現象，輸精管結紮手術後，有時也會發生輸精管阻塞，若發生如上述的通路障礙時，必須先檢查睪丸組織，確認造精機能是否存在。對造精機能存在的人，可採取手術治療法，也就是切除閉塞部位，讓通的部分再互相黏連。

閉塞部位愈短，手術後的效果愈好。閉塞部位愈長，手術效果則較差。黏合手術後項再詳述。

④副性器官障礙

精囊腺、前列腺等發生障礙時，若這些障礙屬於炎症或水腫，應要讓患者服用抗生素或消炎片。

對於分泌液或荷爾蒙分泌異常的治療，是以藥物治療法、荷爾蒙劑治療爲主體。

精子減少症的治療法

在別項中已說明，對嚴重精子減少症或無精子症，目前仍無有效的治療法；精子數愈接近正常值的精子減少症，治療效果愈好。

能製造出少量精子的人，可利用配偶間人工授精懷孕，所以，必須先接受增精治療法。

哪些方法可以增進精子數呢？

①荷爾蒙治療法

主要的荷爾蒙治療法是，使用促性腺激素（gonadotropin）、男性荷爾蒙、女性荷爾蒙、甲狀腺荷爾蒙、代謝性綜合荷爾蒙、副腎皮質荷爾蒙等，這些荷爾蒙可個別使用，也可同時將幾種荷爾蒙併用的治療法。

促性腺激素是腦下垂體前葉所分泌的性腺機能刺激荷爾蒙，這種荷爾蒙分泌不足時，精曲小管的造精機能降低，此時患者必須注射或服用對精曲小管有強烈作用的HCG與HMG二～三個月，促性腺激素有提高精子活動率的作用。

大量注射或服用男性荷爾蒙時，精子數會一時變少，但是一～二個月後精子數即會出現急速增加的「反彈現象」。供給男性荷爾蒙的目的即是要利用這種現象達到懷孕目的，男性荷爾蒙有使陰莖勃起力增強的作用。

女性荷爾蒙有使陰莖勃起力降低的副作用，所以必須謹慎使用。服用卵胞荷爾蒙可以刺激精曲小管，效果也較好。

其他荷爾蒙有時也可以補充併用。

②維他命治療法與飲食治療法

這些治療雖沒有立竿見影的效果，但是，三個月至半年長期不斷使用這些治療法，不但可增強體力，也可使精子增多。

包含各種胺基酸的綜合維他命、酵素劑、中藥等也都非常有效果。

維他命A、E、B等也是有效果的藥品。長期攝取富有這些維他命的動物性及植物性食品，即能加強體力與造精機能的活性化。

據調查資料顯示，讓不孕症的男性病患服用含各種胺基酸的綜合維他命劑，結果約有十成的人有增加精子數的現象出現。

③丘腦X光照射

丘腦下垂體照射少量X光線後，能提高造精機能；丘腦X光照射對增進女性卵巢生殖力的效果比男性還好。

不孕症男性約照射六次X光，數個月後精子數及精液量會增加，以上現象雖然有醫學報告，但是臨床實例不多。

※　※

若利用以上增精治療法仍無法使精子數增加時，即要採用人工授精法，當然首先必須徵得本人的同意，同時要先探究AIH（配偶間人工授精）的可能性，若可能性不大，則改採用AID（非配偶間人工授精）。

尿道、輸精管障礙的治療

輸精管、尿道等精子通路發生障礙時，只要利用外科手術即能治癒。但是，若因淋菌、結核菌或其他雜菌引起的發炎、腫瘤，致使精子通路阻塞時，則應讓患者服用抗生素物質或其他藥劑。

尿道不只是精子的通路，同時也是排尿管，所以，很容易被細菌侵入引起發炎，有時也會出現先天性畸形或缺陷，例如尿道下裂、尿道上裂、尿道狹窄等，這些缺陷大都在幼兒時期即已被發現了，所以，常以尿排洩管道作用爲重點而動手術，這些人成年後才發現有勃起不全的現象出現。

先天性的尿道異常，是不易治療的；後天性疾病或外傷引起的尿道異常，較容易治癒。

輸精管異常大都是由結核菌或淋菌引起的炎症或水腫；先天性缺乏輸精管的病例非常罕見。

可以用X光檢查輸精管是否阻塞，如果有阻塞，即要切除被阻塞的部位，然後再加以手術黏合。有時必須將輸精管與副睪丸黏合；有時必須將輸精管直接移植到睪丸內。經由手術疏通精子的通路，讓精液及精子通行的成功率大約有五成以上。

除了先天性的障礙，一般來說精子通路障礙較造精機能障礙容易治癒。

第四章 女性不孕症的診斷與治療

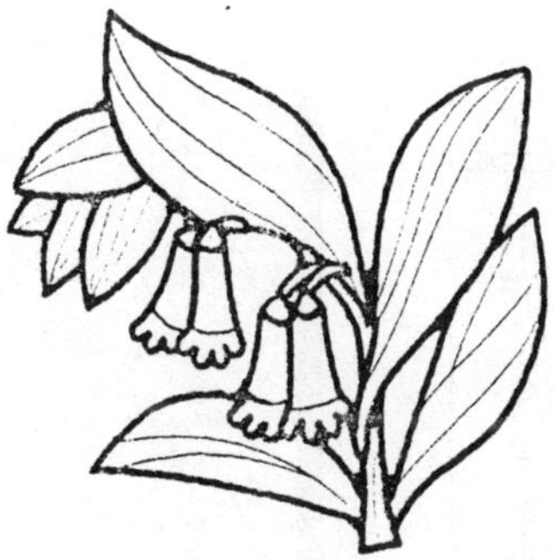

女性不孕的原因

不孕的各種原因

以下列舉導致女性不孕的原因：①無法正常性交的性交不能，②子宮發育不全、子宮前屈、子宮後屈等內性器官異常，③排卵、月經等異常，④輸卵管發育不全或因疾病引起的各種障礙，⑤卵巢、子宮等疾病引起的障礙，⑥頸管黏液異常，⑦受精卵無法著床的障礙，⑧全身性疾病爲主因導致不孕，⑨原因不明的不孕。

診察女性不孕症時，時常會發現有二、三種不同的原因同時併存。即使一個小小不惹眼的原因，也時常引發其他病因出現，所以，罹患不孕症的女性意外的多，如果有不孕的懷疑，即應早日接受專門醫生的診斷。

以下詳細說明不孕的各項原因。

性交不能與內性器官異常

男性大都是陽痿等陰莖異常；女性則是處女膜閉鎖、陰道閉鎖、陰道缺損、陰道狹窄、子宮鬆弛、陰道痙攣、外陰部腫瘍、半陰陽等，而無法正常性交時，即稱爲性交不能。

發生障礙的部位大都是在女性的外陰部，所以，有時在幼兒即已發現而接受治療。

處女膜異常往往都是在初潮年齡時才發現，因爲經血無法排出體外而被發現有異常。陰道狹窄、陰道痙攣或堅硬的處女膜等，有時直到結婚前都無法發現。在幼兒時期罹患痲疹、猩紅熱等發高燒的女性，導致陰道壁黏連而變成狹窄的病例很多，所以，曾罹患會發高燒疾病的女性，最好在結婚前接受專門醫生的診察較妥當。

處女膜或陰道的異常以簡單的手術即能治癒，所以不必因此而煩惱不已，或羞於接受治療。以輕鬆的態度與婦科醫生相談，即能接受對夫妻生活有關的指導，這對消除女性對男性的恐懼心理或精神緊張，非常有幫助。

其次，內性器官異常疾病可分爲先天性及後天性。後天性的內性器官異常主要是受了細菌感染與發高燒的影響而引起的。

有時這種異常或疾病只要一種病因即能引起不孕；有時是因二、三種病因併發而引起不孕症。通常二、三種併發導致不孕的例子較多，說明如下：

子宮發育不全、子宮後傾症、慢性附屬器炎、黏著性子宮後屈症、子宮陰道靡爛、頸管炎、卵巢腫瘍、子宮肌瘤、卵巢機能不全、卵巢癌、子宮內膜茸腫、慢性子宮恢復不全、陰道滴蟲症、唸珠菌陰道炎、陰道發育不全等。

隨意列舉即有如此多的病症，這些疾病都能使女性無法正常懷孕。

排卵及月經異常

卵巢內雖有卵，但是，由於荷爾蒙分泌異常而無法排卵（無排卵症）；到了十八歲左右時尚無初潮（原發性無月經）或有關排卵及月經異常的例子非常多，如果女性有這方面的異常即無法懷孕。

此外，前次月經終了後不到十天，即再出現月經（頻發性月經）、或二～三個月中只有一次月經（稀發性月經）等異常例子也不少。

無排卵、無月經的女性，因爲不能排卵，所以無法懷孕。排卵誘發劑則適用於有這種障礙的女性服用。

無排卵、無月經可分爲二大類：①原發性無月經，②續發性無月經。

①**原發性無月經**即是指到了該有初潮的年齡仍無初潮，通常女性到了十八歲仍無初潮時，即要留意了。

原發性無月經的原因是，Ⓐ陰道閉鎖或子宮口閉鎖等經血出口被阻塞時（以簡單的切除手術即能治療）。Ⓑ性染色體異常出現的女性性腺發育障礙症候群（目前無治療法）。Ⓒ同時具有男性與女性的內性器官、外性器官（大多是卵巢失去機能，所以無法排卵及懷孕）。

②**續發性無月經**即是指雖與正常女性一樣，到了一定年齡即有初潮，雖然每月都有月經，但是，由於某種原因而突發變成無月經。

續發性無月經的原因是，全身性疾病的影響而急速消瘦或肥胖等身體變化；荷爾蒙或分泌液等分泌障礙；非常神經質或精神壓力的心因性疾病。

通常，續發性無月經必須先去除原因，才能使體力恢復正常、精神安定，以便促使月經正常。所以，女性若突然生理不順或無月經時，應儘早接受醫生的診察，以便探明無月經的原因，最重要的是，早期接受治療，使身體恢復正常。

根據平時測量基礎體溫的記錄表，即能了解月經不調或身體的異常，對早期發現疾病有很大的幫助，所以，每一位女性應養成每日記錄基礎體溫的習慣，預防勝於治療，平時只要稍微注意自己的健康情形，即能擁有美好的健康人生。

卵巢異常與頸管黏液異常

輸卵管不只是由卵巢排出卵的通路，同時也是與從子宮以游泳運動上升的精子相遇受精的地方。輸卵管一旦發生異常，卵或精子即無法通過，當然也無法受精。而輸卵管異常也可說是引起女性不孕最多的原因。

輸卵管異常最常見的是：輸卵管炎、輸卵管結核、淋病性輸卵管炎、流產後輸卵管炎、人工墮胎後引起的輸卵管炎，時常由於這些炎症引起輸卵管阻塞，甚至有時不只一次在輸卵管的各處發生黏連現象。

不只是先天性輸卵管發育不全或沒有輸卵管而無法懷孕，卵巢或子宮等生殖器官發育不全時也無法懷孕。天生即沒有輸卵管的病例非常罕見，但是因子宮外孕（輸卵管妊娠），不得不動輸卵管摘除手術，而失去輸卵管的病例卻不少。

頸管黏液是自子宮頸所分泌的液體，分泌量不足時，液體會變成膠稠的濃黏液阻塞住子宮口，以便防止自陰道侵入的雜菌，但是，到了排卵期，分泌量則會自動增加、液質變薄，無法充分發揮保護子宮口的任務時，反而幫助了精子的通過。

子宮頸若發生異常，黏液則無法調整，因而妨礙了精子的通過，所以，卵無法受精而懷孕。

頸管黏液的分泌調整是靠卵胞荷爾蒙的雌激素(estrogen)，與助孕素(guesterGen)的作用，如果這些荷爾蒙分泌發生異常，頸管黏液也會發生分泌異常。

著床障礙與其他障礙

排卵、射精均無異常，經由正常性交也能使卵受精，可是受精卵無法在子宮內膜著床，即爲著床障礙。著床障礙是受精卵無法完成完全的著床，所以也稱爲著床不全。

原因是，①從中樞的促性腺激素（gonadotropin）分泌不良，所以，排卵後卵巢所製造的黃體荷爾蒙作用也不良。②黃體本身機能不良，或黃體荷爾蒙分泌不足，或其他原因所引起的。

黃體荷爾蒙是促使著床的重要荷爾蒙，由於黃體荷爾蒙引起的著床不全，稱爲「黃體機能不全」。

其他不能著床的原因是，③子宮發育不全或子宮肌瘤異常等，即使能著床，也常由於孕甾酮或雌激素等荷爾蒙的緣故，而引起流產。

受精卵著床後想平安生產，至少必須具備以下二個條件：①子宮無異常，②荷爾蒙分泌均衡。想要胎兒健康，其他各項條件也必須齊備。

如果子宮發生畸形，受精卵即不能著床；或子宮口頸管鬆弛的「頸管無力症」，因而多次早產或流產。所以爲了順利懷孕，平安生出健康的寶寶，不只是生殖器要正常，荷爾蒙的內分泌也不可有異常或不均衡；同時，阻礙懷孕生產的慢性疾病或極度肥胖或瘦弱等不健康身體，要儘早治癒。

到婦產科受診的不孕症婦女，以肥胖型與瘦弱型的婦女特別多。卵巢機能或甲狀腺異常，以肥胖型的人罹患率最高；胸部平坦、骨盆發育不良的瘦弱性婦女，時常發生子宮、卵巢、輸卵管等發育不良；此外，這二種型的女性也常發生月經不順與荷爾蒙異常。

肥胖型的女性也容易罹患糖尿病、高血壓、心臟病等對懷孕及生產有不好的影響，有些肥胖型女性以為抽煙可以減肥，其實，攝取過多的尼古丁反而易罹患不孕症，必須特別留意。

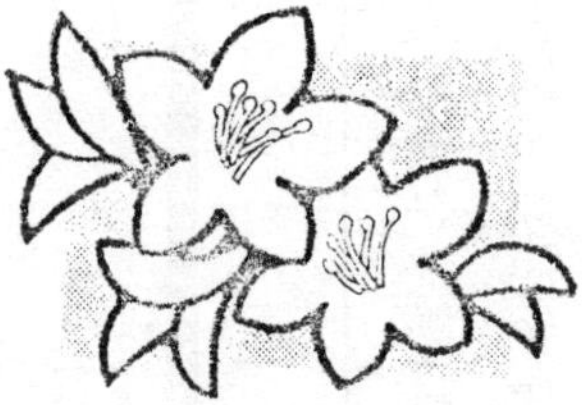

各種婦科的檢查

基礎體溫的檢查

關於基礎體溫的測量法與觀察法，在別項中已詳述。基礎體溫表是婦產科醫生檢查、診斷的基本資料，所以，應養成每天記錄基礎體溫的習慣，以便知道自己的月經週期、經血量、黏液等相關知識，對身體的變化或異常能立刻掌握，甚至能妥善管理自己的健康狀態。

如果每天好好記錄基礎體溫，婚後也能用於避孕方面，想生孩子時又能利用懷孕方面。

醫生看了基礎體溫表後，即能了解：

①**體溫曲線是否正常……**醫生能從其中發現是否有異常，同時也能大略了解異常的種類、發生部位或其他。

②**有無排卵……**醫生只要一看體溫曲線即能了解，女性是否有正常排卵。無

排卵或月經太少的女性，只有持續的低溫期而無高溫期。但是，其中也有無法判斷是否有無排卵的情形出現，這是因爲排卵前即分泌出黃體荷爾蒙的關係。

③黃體機能是否健全……自低溫期移至高溫期時，若不是快速升高，而是階梯狀的逐漸升高或高溫期變成凹凸不平的曲線時，可能有黃體機能不全的現象。

④是否懷孕或流產……正常體溫曲線的女性，體溫曲線突然變成高溫期曲線且持續十八日以上，此時很可能已懷孕了，必須再經尿液檢查來確定。

高溫期持續三週以上，後來忽然大量出血，這即有流產的可能。

基礎體溫曲線能呈現各種身體變化的資料，不易懷孕的人或可能懷孕的人，都可自基礎體溫表中得知。尤其是已婚婦女必須每天正確記錄基礎體溫，到醫院時也必須攜帶。

輸卵管疏通性的檢查

有五成以上完全不孕的女性是因輸卵管異常，而無法懷孕，所以，檢查不孕女性時，必須先檢查輸卵管的疏通性。

輸卵管接近子宮的部位，稱爲「卵巢系膜」；中央較狹窄的部分，稱「子宮峽」；接下去漸粗的地方，稱爲「壺腹部」；末端喇叭狀的部位稱「輸卵管繖」。要檢查這些部位是否有異常，必須採用X光線攝影的子宮輸卵管造影法。

這種方法不只能檢查子宮、輸卵管的畸形，也能查出黏連或腫瘤等引起的疏通性毛病。檢查時期是月經完畢後到排卵低溫期，自子宮口（頸管）注入能對X光線感應的造影劑，造影劑自子宮進入↓輸卵管↓輸卵管繖，全部浸透後再拍攝X光線照片。

子宮輸卵管造影法不只能檢查出輸卵管的疏通性，也能檢查輸卵管繖周邊的黏連、卵巢囊腫等。造影劑有水性與油性二種，但是水性造影劑副作用較強，現在大都採用油性造影劑。

檢查後會有輕微的下腹痛與出血，只要服用少許止痛劑或鎭痛劑即可，不必太慌亂。

何謂輸卵管通氣法？

輸卵管通氣法即是將二氧化碳送入子宮內，再以聽診器仔細聽輸卵管繖發出咻咻的通氣聲，同時，將二氧化碳的壓力變化畫成輸卵管通氣曲線的圖表。

疏通性良好時，用聽診器即能很清楚的聽到咻咻的通氣聲，通氣曲線也會畫成正常型的曲線。

曲線除了正常型外，尚有黏連型、狹窄型、閉塞型、痙攣型等各種特定曲線，醫生只要看了這些曲線即能得知何處發生了異常。

輸卵管通氣法也是在月經完畢後（低溫期）的第四～七天施行，檢查時應聽從醫生的指示，並且遵守檢查前、後的注意事項。

通常通氣法與前述的造影法併用。

何謂輸卵管通水法？若是不能做造影法或無通氣器具時才用這個方法；通水法能加強輸卵管的疏通性，是一種很好的治療法，不太用於檢查時。

所用的液體是，將抗生素或藥劑溶在生理食鹽水中，由水液的進入情形與抵抗的強弱，即能檢查輸卵管內的疏通情形。

進行輸卵管手術、腹腔鏡檢查時，即可用肉眼來確認是否有閉塞現象，所以使用通水法時，有時也在液體中加入色素。

頸管黏液的檢查

頸管黏液的檢查通常與頸管疏通性檢查併用，頸管黏液檢查很簡單，而且無痛、不傷身，然而由此檢查能得到很多的健康資料。

資料是①排卵期的推定，②排卵誘發劑的效果判定，③無月經、無排卵嚴重程度的判定，④精子活動性良惡的判定等等。

頸管黏液即子宮口所分泌的黏液，與卵巢、卵胞所分泌的雌激素分泌量成比例，排卵期時雌激素分泌量最多，頸管黏液也最多。

排卵期不只是黏液分泌增加，顏色也由不透明變成透明，也就是由醬狀變成水性樣的長絲，絲的黏性有時可達十公分左右。

頸管黏液自排卵日前三～四日，分泌量即逐漸的增加，因此，可由此推定排卵日。所以，可以指導不孕的女性在容易懷孕的排卵日性交，及人工授精時也能利用排卵期以提高成功率。

無排卵的女性服用排卵誘發劑時，由於藥效而接近排卵期時，頸管黏液也會增加，同時也發生與自然排卵相同的黏液變化，由此可判斷藥劑的效果如何。

無排卵症的女性，如果有少量的頸管黏液，又可看到羊齒狀結晶時，即表示卵巢有雌激素的分泌，表示卵巢有某種程度的機能，這時，應判斷爲輕度無月經症。

根據頸管黏液檢查也能辨視是否懷孕，又能推定精子通過子宮口的活動性。

陰道抹片檢查

抹片源自於英文 smear 一字，即是「撫」、「塗」、「敷」的意思。用棉棒在陰道壁上轉動摩擦，然後將棉棒上附著的陰道壁細胞，塗抹在載玻片上，加以染色後，用顯微鏡檢查。

如有八十%以上的角化細胞，即爲排卵期；十五%以下即荷爾蒙機能降低。換言之，根據細胞性質而檢查卵巢荷爾蒙（雌激素）等的作用。

利用這種檢查方法，自子宮口（子宮陰道部位）附近採取陰道抹片標本，也能檢查子宮癌，因爲子宮癌約有九成的患者，都是自子宮口附近先發生的，癌發生時，可用顯微鏡確認癌細胞。

其他檢查

婦科檢查還有經血培養檢查（培養經血中的結核菌，確認有無結核菌的存在）、腹腔鏡檢查（利用檢查管直接檢查腹腔內部）、子宮內膜檢查（刮取極小片的子宮內膜，用顯微鏡檢查）等。

單純的不孕診斷是以前述的各項檢查法爲主，其他的檢查是用於不孕疾病時的精密檢查，或爲其他目的的檢查法。

無月經、無排卵的女性要更進一步檢查荷爾蒙分泌狀態時，有時要用孕醫酮檢查、雌激素加上孕醫酮檢查、促性腺激素檢查、ＬＨ－ＲＨ（刺激間質細胞的性荷爾蒙）測驗等。

這些檢查法較屬於專門性，在此省略說明。

女性不孕症的治療

排卵誘發劑治療法

無排卵、無月經的女性是無法懷孕的。想使她懷孕，必須先引起排卵現象才能如願。但是，目前尚無讓所有無排卵、無月經的女性發生排卵的方法。

例如，原發性無月經的Turner症候群（婦女性腺發育障礙症候群）（性染色體異常而卵巢無機能）、陰陽人（具有男性及女性的內性器官或外性器官，通常即使有卵巢也是無機能的）等，目前無有效的治療法，也不易誘發卵巢排卵。續發性無月經中卵巢機能極度降低的嚴重無排卵症或無月經症，目前也無特效藥，也很難誘發卵巢排卵。

能以某種方法誘發排卵的是，輕度無排卵症。幸虧輕度無排卵症不孕的女性比重度無排卵的女性壓倒性的多。嚴重無排卵症的病例非常罕見。

數以百計的不孕婦女經由誘發排卵而產下健康的嬰兒，近年來這一方面的醫療進步神速，可說是不孕婦女的一大福音。

誘發排卵的方法有外科手術（卵巢楔狀切除手術）、電擊刺激法或各種誘發劑（藥）等。

排卵誘發劑有內服與注射。注射都由專門醫生執行，所以較不易發生問題。內服時（尤其是在家中服用時）必須遵守醫生的指示，在規定的時間，服用一定的藥量。排卵誘發劑是含荷爾蒙劑或藥效強烈的藥劑，若使用不當即會產生嚴重的副作用，或產下雙胞胎或三胞胎等。

誤用誘發劑，過去曾有卵巢破裂、腹水的病例；也有罹患糖尿病或胃腸障礙的病例，所以不得不小心服用。

以下介紹誘發劑的主要藥品，雖然近年來不斷有副作用小，危險性少的新藥品推出，及適用廣範圍的混合劑，但是這裡所要介紹的只是一般使用的藥劑。

①雌二醇劑

有時也使用卵胞荷爾蒙雌激素的雌三醇、雌酮（estrone）等藥劑，對月經異常、子宮發育不全、更年期障礙、習慣性流產等症狀時使用。

②助孕素劑

以黃體荷爾蒙等助孕劑為主的各項藥劑，無月經症、月經異常、子宮發育不全等症狀時使用。

③雌激素與助孕素的混合劑

抑制雌激素副作用的混合劑，使用於無月經症或流產（口服避孕藥也是屬於此類藥劑）。

④促性腺激素劑

促性腺激素是下垂體分泌的性腺刺激荷爾蒙，這種藥劑有刺激卵胞的FSH，與刺激間質細胞的LH（促黃體素）。無月經、月經異常、黃體機能不全、早期流產等症狀適用。

⑤副腎皮質荷爾蒙劑

有去氫可的松、氫化保泰松、用胺鹽、對硫磷、瓜菊醇酮等各種藥劑，適用於輸卵管閉鎖症、無排卵週期症等。

⑥甲狀腺荷爾蒙劑

時常使用的藥劑是黃碘。月經異常、無排卵症、或防止流產時適用。

⑦雄甾酮劑

雄甾酮是男性荷爾蒙，有雄激素酮（androsterone）或男性荷爾蒙等藥劑。適用於月經困難症、機能不正常出血、更年期障礙、子宮癌等諸症狀。

⑧最近使用鉻變素、氪爲排卵補助劑（藥品＝巴樂迪路），獲得很好的效果。

——除上述外，近來也有很好的藥劑推出，或可避免多妊娠的新藥問市。

⑨中藥中也有很多對月經異常、無月經症等有效的藥材，副作用小又能長期服用，非常具有試用的價值，只是在試用時應請專門的中醫指導。

對月經異常有效的中藥藥材如下：

桂枝茯苓丸、核桃承氣湯、溫經湯、腸癰湯、當歸芍藥散、正氣天香散、加味逍遙散、大承氣湯。

但是，想光靠中藥治療不孕是不正確的想法。不孕症有各種促成因子，尤其輸卵管障礙的人，即使服用中藥調整荷爾蒙平衡，也不可能懷孕。中藥一定要併用化學療法及其他療法。

輸卵管障礙的治療

輸卵管障礙分爲：①狹窄或輕度黏連等引起的管道通行不良，②完全黏連或其他器官黏連的重症。其治療法各不相同。

通常，①的治療法是，反覆做通水法或通氣法，使管道通行情況良好。②的治療法主要是施行手術，使黏連部位分離，手術後再加以縫合或做輸卵管移植術。

輸卵管障礙很少由於炎症引起的黏連而閉塞，或因子宮內膜症引起的通道障礙、或腸管手術後引起的狀況也很少，大都的原因是墮胎後的黏連而引起的。

①通水法與通氣法

與檢查項目中已述的方法相同，將瓦斯或水液注入輸卵管內部中，利用瓦斯或水液的壓力使管道通行情形良好。

不單只是能利用壓力疏通，也能在水中摻入炎症治療藥劑、抗生素、副腎皮質荷爾蒙劑等，能治療管內炎症、消菌，恢復輸卵管機能。

通氣法所使用的氣體（瓦斯）比液體（水液）的疏通性更好，所以，通氣法常使用於管內通行情況極度惡劣，或要排出管內黏液、化膿物時使用。

氣體、液體二種方法，都要在月經完畢到排卵期之間使用，月經完畢後反覆在輸卵管內通氣（或水）。

這種通氣（水）法，不是單獨施行的治療法，而是輸卵管手術後的補助治療法，要確認疏通性程度時才採用。

②輸卵管手術

細小輸卵管的精細手術，近來都利用顯微鏡的 micro surgery（微細外科手術），極獲好評。

輸卵管手術有下列幾種：

輸卵管黏連分離手術……分離輸卵管與其周邊、輸卵管繖、子宮等黏連。

輸卵管開口手術……切開輸卵管繖的黏連，擴大入口處。

輸卵管端端縫合手術……切開輸卵管閉塞的部位，將通行狀況良好的端與端縫合。

輸卵管移植手術……輸卵管的子宮入口阻塞時，重新將輸卵管移植插入子宮壁中，以便製造入口。

如果有某種原因而無法施行手術時，則要將卵取到體外，接受體外受精，這個新開發的方法，引起普遍的注意。

子宮異常的治療

若子宮發生腫瘍或內膜的異常及先天性的畸形、變形等都會阻礙正常的著床，即使懷孕也會成爲流產或早產的原因，子宮也和輸卵管、卵巢相同，稍有異常即變成不孕的原因。

子宮異常的治療法大致可分爲：①畸形、變形、肌瘤、炎症所引起的黏連等器官性異常，要施行切除手術或整型手術。②內分泌或荷爾蒙異常而無法著床的機能性異常，要用荷爾蒙劑或其他藥劑來治療。主要的治療法是以下二種：

①子宮手術

子宮能發生各種器官性異常，以下說明主要的手術方法。

雙角子宮畸形……多次流產的女性必須要接受手術，手術方法是，橫切子宮底部，切除中央的中隔，然後縱向縫合，如此即可恢復正常。

墮胎或流產後所引起的黏連……子宮內腔黏連時即要實行分離手術，手術後暫時要插入避孕用的子宮內環，防止它再度黏連。

頸管無力症與頸管狹窄症……子宮的入口（頸管）無力而鬆弛，容易流產的女性，要在懷孕後的安定期中（懷孕十二週～二十四週左右）將子宮口縫合縮小，如果產生陣痛，即要立刻拆線。

對於頸管狹窄的女性，要插入頸管擴張器，使狹窄部位擴大，以便開大子宮口。

子宮肌瘤……子宮肌瘤不是癌，沒有生命的危險，因爲肌瘤部分與正常的子宮肌層間有明確的間隔膜，所以，不論多大的肌瘤都可以切除乾淨，這種切除手術稱爲「肌瘤切除術」。

因肌瘤形成的位置或大小不同，有時不必切開腹部，可以從陰道取出，使用陰道式手術。

子宮位置異常……利用子宮帽插入法、用手整復術等加以整復。

②無法著床所用的荷爾蒙劑

無法著床所用的荷爾蒙劑，有卵胞荷爾蒙的雌激素、黃體荷爾蒙的助孕素、下垂體所分泌的促性腺激素等（近來有時也併用催乳激素＝拍羅摩黴素），這些荷爾蒙劑能促進黃體機能，只能開始子宮內膜的著床。服用時期若服用量有誤，即會引起反效果，應小心服用。

在服用後一定的時間，必須觀察效果，所以一定要遵守醫生指示，基礎體溫的測定、夫妻生活等注意事項，也必須嚴守醫生的指導。

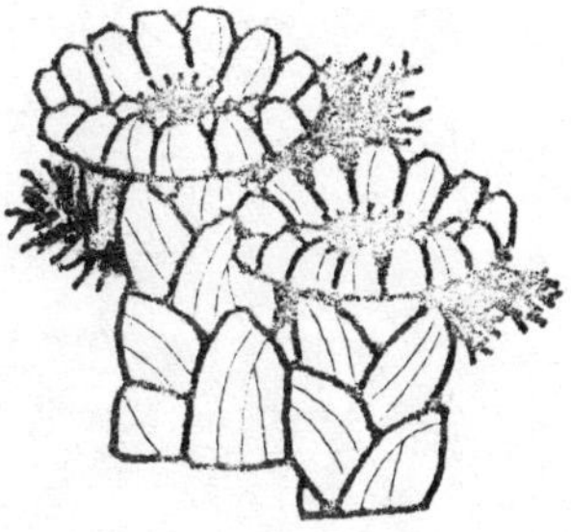

第五章 人工授精

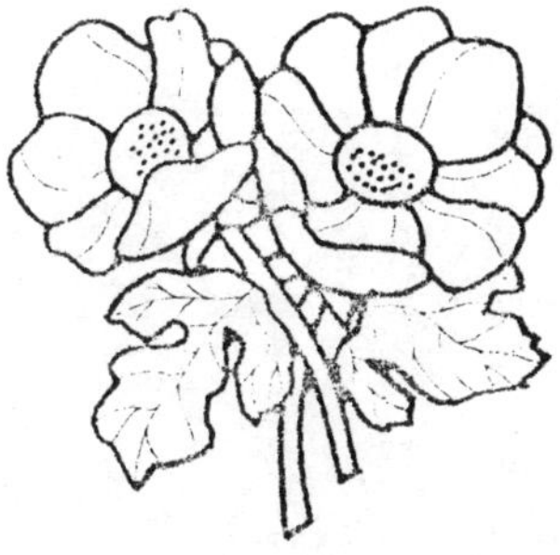

人工授精

人工授（受）精又稱人為授精，即以人為的方法使卵受精，據說古代的阿拉伯人將這個方法，用於馬匹的養殖。

人工授精的方法約在二百年前由英國人開始使用。

人工授精是以人為的方法，將精液注入希望懷孕的女性子宮腔內，所以以負責這項醫療行為的醫生立場來說，即是「授精」的意思。

而對接受醫療的女性來說，則是「受精」。

根據立場不同，有時稱為人工授精；有時稱為人工受精。

西方國家則是使用 **Artificial Insemination**，意味「人為受胎」，簡稱ＡＩ。

十多年前只有少數人接受人工授精這種特殊治療。根據醫院的調查，發現光是進行一般的不孕治療而懷孕的人，佔全體的百分之四十強，剩下的百分之六十弱患者，利用一般的不孕治療無怯懷孕。

人工授精即是縮短自然性交時，精子自陰道到子宮的自力上升過程。所以有性交方面的障礙，精子無法進入子宮、或精子與頸管黏液不調合時，人工授精是最好的懷孕手段。

自然性交時能到達卵附近的精子少之又少，所以，想利用精子減少症或精液寡少症的男性的精液，使女性懷孕，人工授精也是一個有效的方法。

此外，由非配偶者提供精子，也是一種人工授精方法。

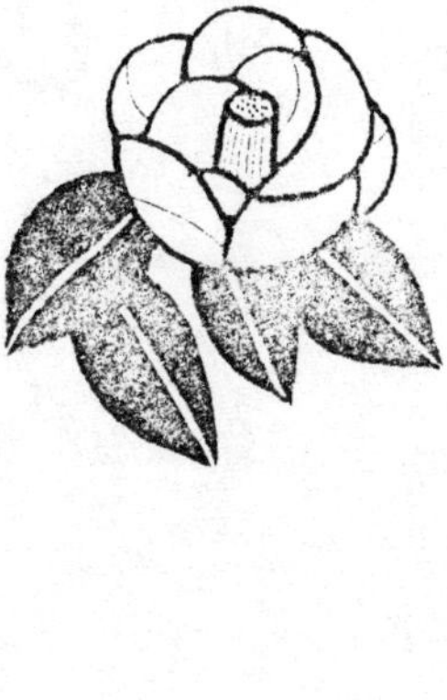

配偶間的人工授精（AIH）

妻子接受丈夫（Husband）的精液，經由專門醫生的協助，以人爲的方法達到懷孕的目的，稱爲配偶間人工授精，簡稱「AIH」。

妻子無不孕的原因，但丈夫有精子製造障礙，而無法經由自然性交懷孕時，即要實施AIH。

具體而言，丈夫有性交障礙、精子減少症、精液減少症等，或丈夫雖無異常，但是精子不易上升到子宮內時（Funa 測驗爲陰性），即要實施AIH。

實施AIH方法過程：

①根據基礎體溫表與頸管黏液檢查來推定排卵日，決定女性受精可能日，以便設定AIH的實施日期。

②採取前的四日間必須禁慾，夫婦二人於設定實施日相偕到婦產科醫院，丈夫以用手法採取精液，然後盛入器皿中。

③採取後二小時內用注射筒吸入〇・五cc的新鮮精液，再將精液用人工授精

針注入子宮內（注入的精液量以〇・五cc為標準量，若過量時女性可能會產生腹痛）。

④精液注入後，妻子的腳要彎膝仰睡，安靜休息三十～六十分鐘。

⑤此後每天都要測量基礎體溫，如果高溫期持續三週以上，且無出血現象，即可認定已達成懷孕目的。

女性接受ＡＩＨ實施日起二天後，必須服用抗生素物質，以防感染。

人工授精並不是疾病的手術或治療法，所以，施行ＡＩＨ後可以照常生活、沐浴，但是，如果醫生有任何的囑附，必須要嚴守。

最後，要提醒的是，ＡＩＨ每次的成功率只有大約十五％，即使自然性交於排卵期也不一定會懷孕，所以，ＡＩＨ也應利用在排卵期實施四～五次。ＡＩＨ實施前，醫生必然會檢查夫婦二人的性器官健康情形，確定有可能懷孕才實施，如果條件齊備，實施四～五次，應該會懷孕，不可只做了一、二次即灰心。

非配偶間的人工授精（AID）

人工授精（AI）中，接受不特定提供者（Donor）的精液，而授與女性使之懷孕，稱爲非配偶間人工授精，簡稱「AID」。

要實施AID時，夫婦倆人衷心希望要生個孩子，是先決條件。因爲要從陌生男性體內取出精子，對夫妻二人或將來父子間的關係，可能會造成心理無法調適。

除了具備先決條件外，還必須符合以下的基本條件，才能實施AID。

①男性罹患無精子症、無精液症、精子滅死症等無生殖能力的病症。

②男性有嚴重遺傳疾病，無生殖能力時。

③夫妻二人的血型不合，有生出畸形兒的可能時。

事實上，以②與③的原因而接受AID的例子極少，大都是因①的原因而實施AID。

近年來，有九成以上的不孕夫婦由AID獲得下一代，親子關係和諧，希望再由ＡＩＤ獲得孩子的夫婦也不少，同時希望實施ＡＩＤ的夫婦年年增加。

孩子是由妻子生出的，所以養育中，丈夫也很容易對孩子產生感情，是以很多實施ＡＩＤ的夫妻，大都能擁有美好的家庭生活。

ＡＩＤ的精液來源並不是丈夫，而是預先採取提供者的精液，除此之外其他過程均與ＡＩＨ完全相同，也即是將人工授精針插入子宮內，注入約〇•五cc的精液量即可。

提供的精液應使用事前就已採取的新鮮精液（凍結保存的），精液提供者與接受人工授精的夫婦彼此不能見面，當然也不知對方的姓名、住址等，同時提供者對出生的孩子或接受精液的夫妻沒有任何的義務或權利。

對於願接受ＡＩＤ的夫妻，醫生必會先確認丈夫是否同意，然後夫妻二人必須在醫生面前簽同意書，以預防日後有糾紛發生，同時也能確認夫妻二人是否真的都同意，並且能留下文書為憑。

另外，夫妻二人必須出具戶籍謄本，以預防經由ＡＩＤ出生的孩子，將來不至於與同父的對象結婚。

在做ＡＩＤ前，醫生必會檢查夫妻二人的血型，以選擇適合的精液提供者，

AID的真相

欲了解AID的真相，看以下圖繪即能了解。

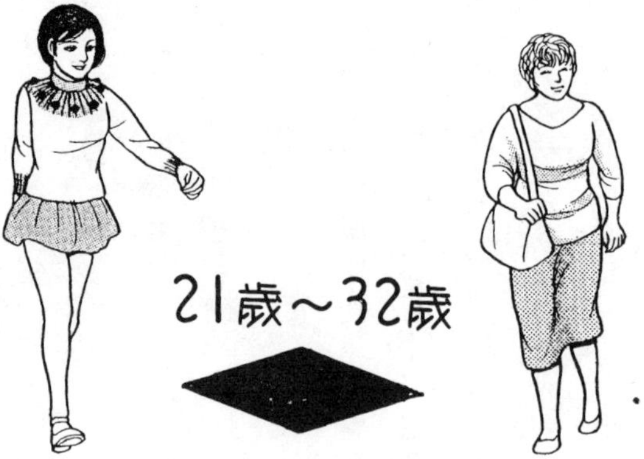

懷孕成功率最高的是 21～32 歲

凍結精子所生的AID嬰兒

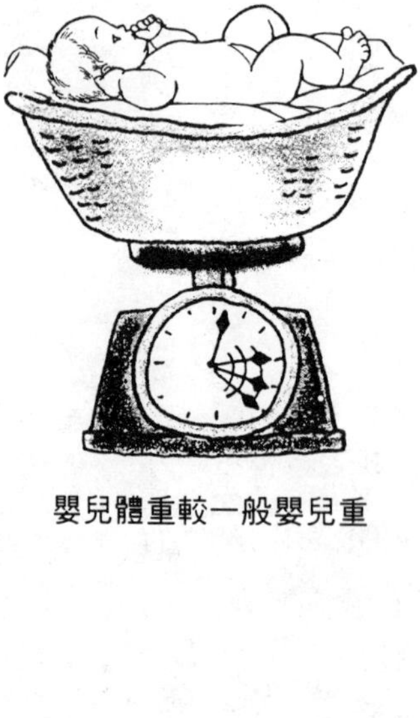

嬰兒體重較一般嬰兒重

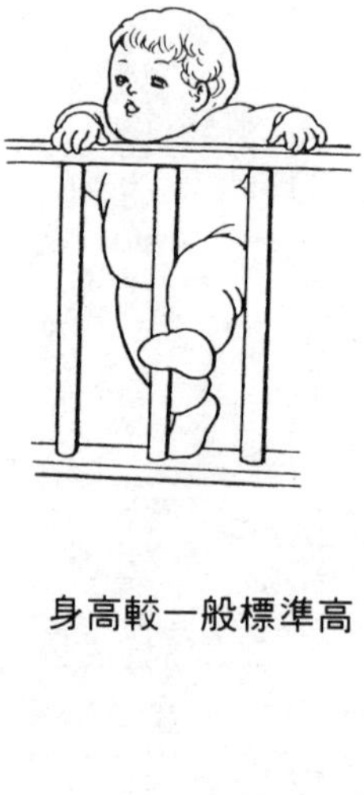

身高較一般標準高

ＡＩＤ嬰兒的男女比率

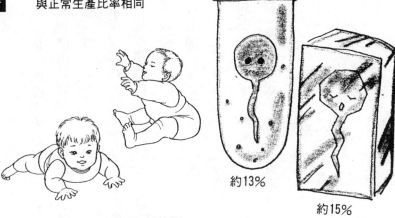

與正常生產比率相同

流產比率多少呢？

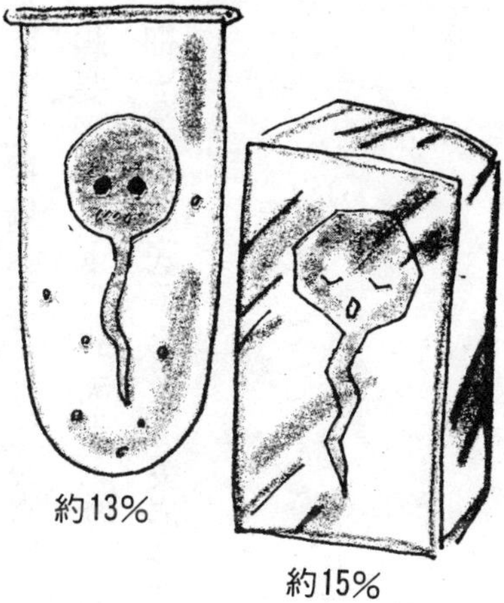

ＡＩＤ嬰兒的發育狀況

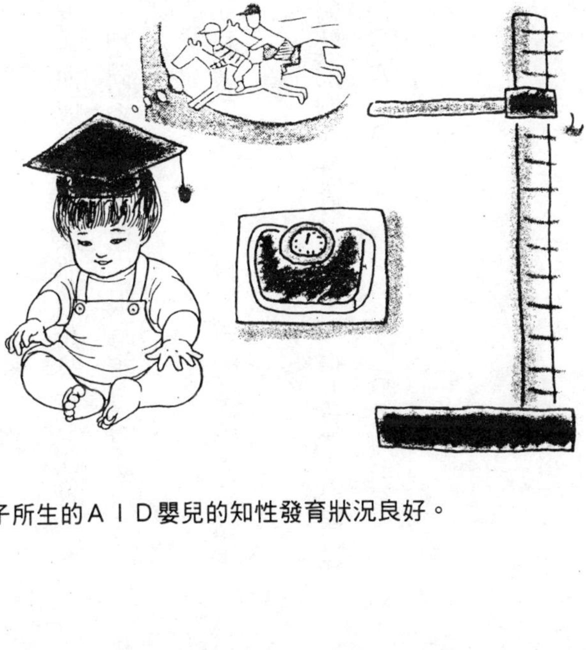

凍結精子所生的ＡＩＤ嬰兒的知性發育狀況良好。

使出生的孩子的血型不會與父母的血型發生矛盾。換言之，即從眾多提供者中選擇與父親血型相同的男性（即使不同，也要選擇使孩子血型與父母的血型不相矛盾的提供者）。

歐美大多數的國家都是由不同民族混合而成的，所以他們在做ＡＩＤ前，不只是要檢查精液提供者的血型、還要選擇相同髮色、膚色、眼睛顏色的提供者，選擇法較複雜。

以上都是在實施ＡＩＤ前、爲了預防日後的糾紛，不得不做的手續，這點比配偶間人工授精（ＡＩＨ）較麻煩。

想要接受ＡＩＤ的夫妻，應在未上醫院前兩人好好溝通，取得共識，再與醫生仔細洽談，徹底了解後再決定是否要接受ＡＩＤ。

第六章 體外受精

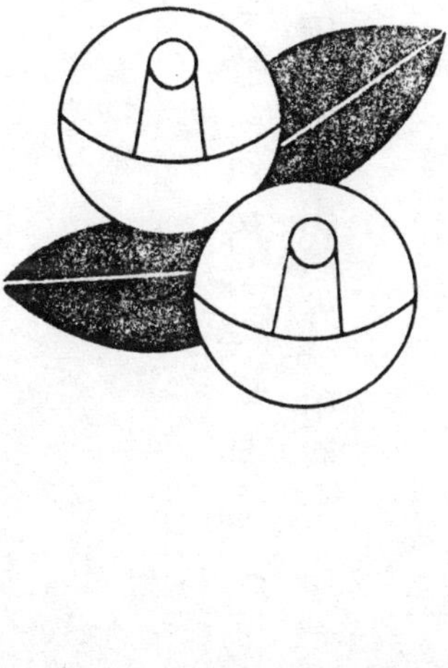

何謂體外受精

體外受精一般通用的英文用語是 external fertilization，醫學用語是 in vitro fertilization。vitro 即是玻璃之意，這句醫學用語已很明確地形容出體外受精的本質。

因爲 in vitro 即是「在玻璃中」的意思，在玻璃容器中使卵與精子結合，即爲體外受精。「試管嬰兒」一詞大多數的人都以爲是傳播媒體的造詞，其實這一詞也是最近 in vitro 意思的詞句。

醫學界稱體外受精爲 in vitro fertilization，簡稱「I.V.F」。

自然受精即是卵巢內成熟的卵，進入輸卵管內，再與精子結合而成立的。爲了使受精成立，輸卵管必須暢通；但是，輸卵管因某種障礙而不疏通時，且不能由治療來消除障礙時，即不得不實施體外受精。

從卵巢內取得成熟卵，然後在試管中與精子結合，這種以人爲的方法受精，即稱爲體外受精。再將受精卵移入子宮內，使它著床，不如此受精卵則無法成長，把受精卵移入子宮內，稱爲「胚移植」。

胚移植如果沒成功，受精卵的生命即在試管中結束，所以體外受精與胚移植任何一項失敗，即是整個計畫的失敗。

所以體外受精也可解釋爲，與胚移植組合的一連醫療行爲。胚移植稱爲 embryo transfer，簡稱「E.T」。故體外受精及胚移植的一連醫療操作，也稱爲「IVF・ET」。

體外受精是按照排卵誘發→採卵、採精→媒精→受精→胚移植→著床的順序來進行。

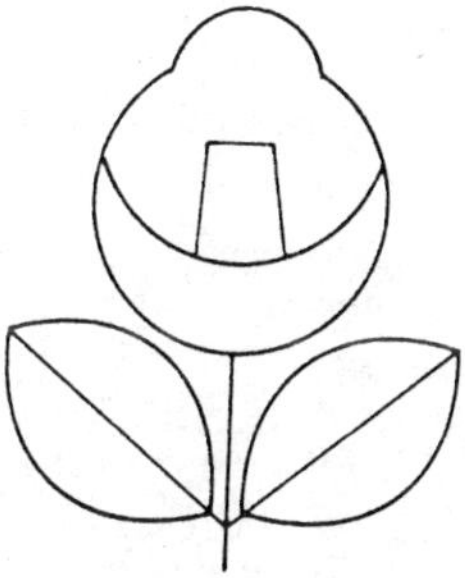

體外受精的對象

一九七八年英國宣布世界上第一個試管嬰兒露易絲・布勞恩誕生，宣布之後立時引起全世界的矚目，並且對體外受精的是非展開大爭辯，甚至連羅馬教皇也捲入這場爲生命尊嚴與誕生奧妙的爭辯中。

但是不置可否的，目前體外受精已逐漸被認爲是治療不孕症的一種方法。

十多年前英國於一項報告中指示，英國已有一六〇名左右的試管嬰兒。因此推測全世界目前至少已有一千名以上的試管嬰兒誕生。雖然我國試管嬰兒數量不多，但是仍有體外受精生產的事例，可能有漸多的趨勢，更何況我國醫療技術日新月異。

世上第一個試管嬰兒露易絲・布勞恩的母親，曾經接受兩側輸卵管切除手術，所以除了體外受精外，無法自然懷孕，亦即她具備希望生孩子的強烈慾望與體外受精可能的先決條件，所以，醫生才決定替她施行體外受精。

體外受精的對象不只是要從醫療角度來考量，也要自倫理、社會環境、國情等加以考慮、選擇。

各國也以歐美國家的實例爲參考，考慮自己獨特的社會環境，大略設定下列的標準，也可說是決定體外受精的對象的適用範圍。

對象的選擇標準如下：

【必要條件】

①年齡在四十歲以下。

②有強烈生子的慾望。

③具有排卵週期或能誘發排卵。

④能自卵巢中採卵。

⑤能大致了解 **IVF・ET**。

⑥健康情況良好，能耐採卵與懷孕生產。

【絕對性條件適用】

⑦接受二側輸卵管切除手術者，或用顯微鏡下細微手術也不易治癒的輸卵管完全閉鎖症者。

【相對性條件適用】

⑧輸卵管有病變，用顯微鏡下細微手術也不能懷孕者。

⑨不孕原因不明者。

⑩精液異常者。

⑪免疫性不孕者。

以上①~⑥的必要條件，接受體外受精時不僅要有體力，也要有理解力，且要有強烈的生子慾望、具有採取成熟卵的機能等，必須要滿足，才能做體外受精與胚移植。

絕對性條件即是二側輸卵管已被切除，或由於輸卵管完全閉鎖，除實施 IVF・ET 外即無法生子。如果也能滿足前述的必要條件，即可實施 IVF・ET。

相對性條件即言雖然不是非除了 IVF・ET 外，無其他生子的方法，但是考量各個條件後，認爲必須採用 IVF・ET 較理想。此時，當然要滿足①~⑥的必要條件。

並不是說不孕的女性即要立刻接受體外受精，必須要有⑦~⑪之中任何不孕的原因，並且又能滿足①~⑥的必要條件，才能成爲體外受精的對象。

體外受精的實施方法

詳細的實施方法，若不是經驗豐富、技術精良的專門醫生，是不易了解的，所以在此簡略述說流程，以幫助讀者理解的簡單輪廓。

①事前的各項檢查

首先必須檢查是否能成爲體外受精的對象，不單檢查輸卵管的疏通性，也要仔細檢查其他所有關於不孕的原因，不只是女性，男性也要同時接受精密檢查。尙要檢查的項目如，體外受精的必要條件是否齊備，換言之，即施行體外受精是否有懷孕的可能；可能性的大小；男性不孕症及女性不孕症有關的全部事項等。

檢查的結果若是①除了體外受精外別無他法能夠懷孕。②夫婦都具有接受體外受精的強烈慾望。③體外受精懷孕的可能性極大。即能實施體外受精。

②採卵前的考慮

能實施體外受精首先要考慮的事項如下：第一、如何採取具有受精能力的成熟卵。第二、是否能在體外使卵與精子結合，形成正常的受精卵。第三、體外受精的受精卵，於子宮著床後是否能正常成長。

這三個問題在事前即要仔細檢查、考慮，尤其是第一項問題，關鍵在於卵是否十分成熟，採卵時期應定在何時；以二～三週的時間測定檢查，檢查時也要掌握女性的個別差異與數值上所顯現的傾向。

③卵的採取

採卵時要全身麻醉或腰椎麻醉，將肚臍下約一公分的下腹部稍微切開（約一公分），然後注入二氧化碳，使腹腔膨脹，以便容易觀察輸卵管、卵巢，也使卵容易採取，再將腹腔鏡自切開部插入，同時在約二公分下方的卵巢插入把持鉗子，以便固定卵巢，其下方的下腹部再刺入採卵針，於此三處進行採卵。

用腹腔鏡仔細觀察卵巢表面，尋找突出表面的卵胞，如果發現了即把採卵針刺入卵胞中，與卵胞液一起採出，採卵針有吸引力，利用這種吸引力採取卵胞與卵胞液。

卵採出後要立刻放入卵的培養液內。

④受精前卵的培養

所採取的卵因爲是排卵前的卵，所以尚未成熟，必須放在特殊的培養液中，再放入三十七度的保溫箱中五～十小時才能成熟，完全成熟的卵才能受精。

⑤受精及培養

受精所用的精液，射精後須靜置三十分鐘左右，精液黏性會降低且液化，然後將這種液化的精液混入培養液中稀釋，再以離心器分離五分鐘（共二次），再加上培養液調整一cc左右，大約有十萬～五十萬的精子數，然後注入培養的卵，使之受精。

受精後六～十二小時後，卵中即出二個核，然後分裂成二個細胞，此時再放入培養液，經二十四～三十六小時受精卵分裂成二；四十八小時後分裂成四；七十二小時後分裂成八。

受精卵分裂成二～四時，即要注入子宮內。

⑥受精卵移送至子宮內

將直徑一・三公厘左右的細小軟管，從子宮頸小心插入子宮底部附近，由這種軟管注入受精卵與培養液到子宮內。

胚移植必須小心、謹慎，被移送到子宮內的卵，會在子宮內浮游約一個星期左右後，即著床於子宮內膜。

胚移植後要靜養一～二日，才能出院。

以上即是IVF・ET的概略過程。

大展出版社有限公司
品冠文化出版社

圖書目錄

地址：台北市北投區（石牌）
致遠一路二段 12 巷 1 號
郵撥：01669551＜大展＞
19346241＜品冠＞

電話：(02) 28236031
28236033
28233123
傳真：(02) 28272069

・少年偵探・品冠編號 66

1. 怪盜二十面相 （精） 江戶川亂步著 特價 189 元
2. 少年偵探團 （精） 江戶川亂步著 特價 189 元
3. 妖怪博士 （精） 江戶川亂步著 特價 189 元
4. 大金塊 （精） 江戶川亂步著 特價 230 元
5. 青銅魔人 （精） 江戶川亂步著 特價 230 元
6. 地底魔術王 （精） 江戶川亂步著 特價 230 元
7. 透明怪人 （精） 江戶川亂步著 特價 230 元
8. 怪人四十面相 （精） 江戶川亂步著 特價 230 元
9. 宇宙怪人 （精） 江戶川亂步著 特價 230 元
10. 恐怖的鐵塔王國 （精） 江戶川亂步著 特價 230 元
11. 灰色巨人 （精） 江戶川亂步著 特價 230 元
12. 海底魔術師 （精） 江戶川亂步著 特價 230 元
13. 黃金豹 （精） 江戶川亂步著 特價 230 元
14. 魔法博士 （精） 江戶川亂步著 特價 230 元
15. 馬戲怪人 （精） 江戶川亂步著 特價 230 元
16. 魔人銅鑼 （精） 江戶川亂步著 特價 230 元
17. 魔法人偶 （精） 江戶川亂步著 特價 230 元
18. 奇面城的秘密 （精） 江戶川亂步著 特價 230 元
19. 夜光人 （精） 江戶川亂步著 特價 230 元
20. 塔上的魔術師 （精） 江戶川亂步著 特價 230 元
21. 鐵人Ｑ （精） 江戶川亂步著 特價 230 元
22. 假面恐怖王 （精） 江戶川亂步著 特價 230 元
23. 電人Ｍ （精） 江戶川亂步著 特價 230 元
24. 二十面相的詛咒 （精） 江戶川亂步著 特價 230 元
25. 飛天二十面相 （精） 江戶川亂步著 特價 230 元
26. 黃金怪獸 （精） 江戶川亂步著 特價 230 元

・生活廣場・品冠編號 61

1. 366 天誕生星 李芳黛譯 280 元
2. 366 天誕生花與誕生石 李芳黛譯 280 元
3. 科學命相 淺野八郎著 220 元

4.	已知的他界科學	陳蒼杰譯	220 元
5.	開拓未來的他界科學	陳蒼杰譯	220 元
6.	世紀末變態心理犯罪檔案	沈永嘉譯	240 元
7.	366 天開運年鑑	林廷宇編著	230 元
8.	色彩學與你	野村順一著	230 元
9.	科學手相	淺野八郎著	230 元
10.	你也能成為戀愛高手	柯富陽編著	220 元
11.	血型與十二星座	許淑瑛編著	230 元
12.	動物測驗—人性現形	淺野八郎著	200 元
13.	愛情、幸福完全自測	淺野八郎著	200 元
14.	輕鬆攻佔女性	趙奕世編著	230 元
15.	解讀命運密碼	郭宗德著	200 元
16.	由客家了解亞洲	高木桂藏著	220 元

・女醫師系列・品冠編號 62

1.	子宮內膜症	國府田清子著	200 元
2.	子宮肌瘤	黑島淳子著	200 元
3.	上班女性的壓力症候群	池下育子著	200 元
4.	漏尿、尿失禁	中田真木著	200 元
5.	高齡生產	大鷹美子著	200 元
6.	子宮癌	上坊敏子著	200 元
7.	避孕	早乙女智子著	200 元
8.	不孕症	中村春根著	200 元
9.	生理痛與生理不順	堀口雅子著	200 元
10.	更年期	野末悅子著	200 元

・傳統民俗療法・品冠編號 63

1.	神奇刀療法	潘文雄著	200 元
2.	神奇拍打療法	安在峰著	200 元
3.	神奇拔罐療法	安在峰著	200 元
4.	神奇艾灸療法	安在峰著	200 元
5.	神奇貼敷療法	安在峰著	200 元
6.	神奇薰洗療法	安在峰著	200 元
7.	神奇耳穴療法	安在峰著	200 元
8.	神奇指針療法	安在峰著	200 元
9.	神奇藥酒療法	安在峰著	200 元
10.	神奇藥茶療法	安在峰著	200 元
11.	神奇推拿療法	張貴荷著	200 元
12.	神奇止痛療法	漆 浩 著	200 元

・常見病藥膳調養叢書・品冠編號 631

1.	脂肪肝四季飲食	蕭守貴著	200 元
2.	高血壓四季飲食	秦玖剛著	200 元
3.	慢性腎炎四季飲食	魏從強著	200 元
4.	高脂血症四季飲食	薛輝著	200 元
5.	慢性胃炎四季飲食	馬秉祥著	200 元
6.	糖尿病四季飲食	王耀獻著	200 元
7.	癌症四季飲食	李忠著	200 元

・彩色圖解保健・品冠編號 64

1.	瘦身	主婦之友社	300 元
2.	腰痛	主婦之友社	300 元
3.	肩膀痠痛	主婦之友社	300 元
4.	腰、膝、腳的疼痛	主婦之友社	300 元
5.	壓力、精神疲勞	主婦之友社	300 元
6.	眼睛疲勞、視力減退	主婦之友社	300 元

・心 想 事 成・品冠編號 65

1.	魔法愛情點心	結城莫拉著	120 元
2.	可愛手工飾品	結城莫拉著	120 元
3.	可愛打扮 & 髮型	結城莫拉著	120 元
4.	撲克牌算命	結城莫拉著	120 元

・熱 門 新 知・品冠編號 67

1.	圖解基因與 DNA	（精）	中原英臣 主編	230 元
2.	圖解人體的神奇	（精）	米山公啟 主編	230 元
3.	圖解腦與心的構造	（精）	永田和哉 主編	230 元
4.	圖解科學的神奇	（精）	鳥海光弘 主編	230 元
5.	圖解數學的神奇	（精）	柳 谷 晃 著	250 元
6.	圖解基因操作	（精）	海老原充 主編	230 元
7.	圖解後基因組	（精）	才園哲人 著	230 元

・法律專欄連載・大展編號 58

台大法學院　　法律學系／策劃
法律服務社／編著

1.	別讓您的權利睡著了(1)	200 元
2.	別讓您的權利睡著了(2)	200 元

・武 術 特 輯・大展編號 10

1.	陳式太極拳入門	馮志強編著	180 元

2. 武式太極拳	郝少如編著	200 元
3. 練功十八法入門	蕭京凌編著	120 元
4. 教門長拳	蕭京凌編著	150 元
5. 跆拳道	蕭京凌編譯	180 元
6. 正傳合氣道	程曉鈴譯	200 元
~~7. 圖解雙節棍~~	~~陳銘遠著~~	~~150 元~~
8. 格鬥空手道	鄭旭旭編著	200 元
9. 實用跆拳道	陳國榮編著	200 元
10. 武術初學指南	李文英、解守德編著	250 元
11. 泰國拳	陳國榮著	180 元
12. 中國式摔跤	黃 斌編著	180 元
13. 太極劍入門	李德印編著	180 元
14. 太極拳運動	運動司編	250 元
15. 太極拳譜	清・王宗岳等著	280 元
16. 散手初學	冷 峰編著	200 元
17. 南拳	朱瑞琪編著	180 元
18. 吳式太極劍	王培生著	200 元
19. 太極拳健身與技擊	王培生著	250 元
20. 秘傳武當八卦掌	狄兆龍著	250 元
21. 太極拳論譚	沈 壽著	250 元
22. 陳式太極拳技擊法	馬 虹著	250 元
23. 二十四式/三十二式 太極拳/劍	闞桂香著	180 元
24. 楊式秘傳 129 式太極長拳	張楚全著	280 元
25. 楊式太極拳架詳解	林炳堯著	280 元
26. 華佗五禽劍	劉時榮著	180 元
27. 太極拳基礎講座：基本功與簡化 24 式	李德印著	250 元
28. 武式太極拳精華	薛乃印著	200 元
29. 陳式太極拳拳理闡微	馬 虹著	350 元
30. 陳式太極拳體用全書	馬 虹著	400 元
31. 張三豐太極拳	陳占奎著	200 元
32. 中國太極推手	張 山主編	300 元
33. 48 式太極拳入門	門惠豐編著	220 元
34. 太極拳奇人奇功	嚴翰秀編著	250 元
35. 心意門秘籍	李新民編著	220 元
36. 三才門乾坤戊己功	王培生編著	220 元
37. 武式太極劍精華 +VCD	薛乃印編著	350 元
38. 楊式太極拳	傅鐘文演述	200 元
39. 陳式太極拳、劍 36 式	闞桂香編著	250 元
40. 正宗武式太極拳	薛乃印著	220 元
41. 杜元化＜太極拳正宗＞考析	王海洲等著	300 元
42. ＜珍貴版＞陳式太極拳	沈家楨著	280 元
43. 24 式太極拳＋VCD	中國國家體育總局著	350 元
44. 太極推手絕技	安在峰編著	250 元
45. 孫祿堂武學錄	孫祿堂著	300 元

46. <珍貴本>陳式太極拳精選　馮志強著　280元
47. 武當趙保太極拳小架　鄭悟清傳授　250元
48. 太極拳習練知識問答　邱丕相主編　220元
49. 八法拳　八法槍　武世俊著　220元
50. 地趟拳＋VCD　張憲政著　350元
51. 四十八式太極拳＋VCD　楊　靜演示　400元
52. 三十二式太極劍＋VCD　楊　靜演示　350元
53. 隨曲就伸　中國太極拳名家對話錄　余功保著　300元
54. 陳式太極拳五動八法十三勢　闞桂香著　200元

・彩色圖解太極武術・大展編號 102

1. 太極功夫扇　李德印編著　220元
2. 武當太極劍　李德印編著　220元
3. 楊式太極劍　李德印編著　220元
4. 楊式太極刀　王志遠著　220元
5. 二十四式太極拳（楊式）＋VCD　李德印編著　350元
6. 三十二式太極劍（楊式）＋VCD　李德印編著　350元
7. 四十二式太極劍＋VCD　李德印編著
8. 四十二式太極拳＋VCD　李德印編著

・國際武術競賽套路・大展編號 103

1. 長拳　李巧玲執筆　220元
2. 劍術　程慧琨執筆　220元
3. 刀術　劉同為執筆　220元
4. 槍術　張躍寧執筆　220元
5. 棍術　殷玉柱執筆　220元

・簡化太極拳・大展編號 104

1. 陳式太極拳十三式　陳正雷編著　200元
2. 楊式太極拳十三式　楊振鐸編著　200元
3. 吳式太極拳十三式　李秉慈編著　200元
4. 武式太極拳十三式　喬松茂編著　200元
5. 孫式太極拳十三式　孫劍雲編著　200元
6. 趙堡式太極拳十三式　王海洲編著　200元

・中國當代太極拳名家名著・大展編號 106

1. 太極拳規範教程　李德印著　550元
2. 吳式太極拳詮真　王培生著　500元
3. 武式太極拳詮真　喬松茂著

・名師出高徒・大展編號 111

1.	武術基本功與基本動作	劉玉萍編著	200 元
2.	長拳入門與精進	吳彬等著	220 元
3.	劍術刀術入門與精進	楊柏龍等著	220 元
4.	棍術、槍術入門與精進	邱丕相編著	220 元
5.	南拳入門與精進	朱瑞琪編著	220 元
6.	散手入門與精進	張山等著	220 元
7.	太極拳入門與精進	李德印編著	280 元
8.	太極推手入門與精進	田金龍編著	220 元

・實用武術技擊・大展編號 112

1.	實用自衛拳法	溫佐惠著	250 元
2.	搏擊術精選	陳清山等著	220 元
3.	秘傳防身絕技	程崑彬著	230 元
4.	振藩截拳道入門	陳琦平著	220 元
5.	實用擒拿法	韓建中著	220 元
6.	擒拿反擒拿 88 法	韓建中著	250 元
7.	武當秘門技擊術入門篇	高翔著	250 元
8.	武當秘門技擊術絕技篇	高翔著	250 元

・中國武術規定套路・大展編號 113

1.	螳螂拳	中國武術系列	300 元
2.	劈掛拳	規定套路編寫組	300 元
3.	八極拳	國家體育總局	250 元

・中華傳統武術・大展編號 114

1.	中華古今兵械圖考	裴錫榮主編	280 元
2.	武當劍	陳湘陵編著	200 元
3.	梁派八卦掌（老八掌）	李子鳴遺著	220 元
4.	少林 72 藝與武當 36 功	裴錫榮主編	230 元
5.	三十六把擒拿	佐藤金兵衛主編	200 元
6.	武當太極拳與盤手 20 法	裴錫榮主編	220 元

・少 林 功 夫・大展編號 115

1.	少林打擂秘訣	德虔、素法編著	300 元
2.	少林三大名拳 炮拳、大洪拳、六合拳	門惠豐等著	200 元
3.	少林三絕 氣功、點穴、擒拿	德虔編著	300 元
4.	少林怪兵器秘傳	素法等著	250 元
5.	少林護身暗器秘傳	素法等著	220 元

6. 少林金剛硬氣功　楊維編著　250 元
7. 少林棍法大全　德虔、素法編著　250 元
8. 少林看家拳　德虔、素法編著　250 元
9. 少林正宗七十二藝　德虔、素法編著　280 元
10. 少林瘋魔棍闡宗　馬德著　250 元

・原地太極拳系列・大展編號 11

1. 原地綜合太極拳 24 式　胡啟賢創編　220 元
2. 原地活步太極拳 42 式　胡啟賢創編　200 元
3. 原地簡化太極拳 24 式　胡啟賢創編　200 元
4. 原地太極拳 12 式　胡啟賢創編　200 元
5. 原地青少年太極拳 22 式　胡啟賢創編　220 元

・道學文化・大展編號 12

1. 道在養生：道教長壽術　郝勤等著　250 元
2. 龍虎丹道：道教內丹術　郝勤著　300 元
3. 天上人間：道教神仙譜系　黃德海著　250 元
4. 步罡踏斗：道教祭禮儀典　張澤洪著　250 元
5. 道醫窺秘：道教醫學康復術　王慶餘等著　250 元
6. 勸善成仙：道教生命倫理　李剛著　250 元
7. 洞天福地：道教宮觀勝境　沙銘壽著　250 元
8. 青詞碧簫：道教文學藝術　楊光文等著　250 元
9. 沈博絕麗：道教格言精粹　朱耕發等著　250 元

・易學智慧・大展編號 122

1. 易學與管理　余敦康主編　250 元
2. 易學與養生　劉長林等著　300 元
3. 易學與美學　劉綱紀等著　300 元
4. 易學與科技　董光壁著　280 元
5. 易學與建築　韓增祿著　280 元
6. 易學源流　鄭萬耕著　280 元
7. 易學的思維　傅雲龍等著　250 元
8. 周易與易圖　李申著　250 元
9. 中國佛教與周易　王仲堯著　350 元
10. 易學與儒學　任俊華著　350 元
11. 易學與道教符號揭秘　詹石窗著　350 元

・神算大師・大展編號 123

1. 劉伯溫神算兵法　應涵編著　280 元
2. 姜太公神算兵法　應涵編著　280 元

3.	鬼谷子神算兵法	應涵編著	280元
4.	諸葛亮神算兵法	應涵編著	280元

・秘傳占卜系列・大展編號 14

1.	手相術	淺野八郎著	180元
2.	人相術	淺野八郎著	180元
3.	西洋占星術	淺野八郎著	180元
4.	中國神奇占卜	淺野八郎著	150元
5.	夢判斷	淺野八郎著	150元
6.	前世、來世占卜	淺野八郎著	150元
7.	法國式血型學	淺野八郎著	150元
8.	靈感、符咒學	淺野八郎著	150元
9.	紙牌占卜術	淺野八郎著	150元
10.	ESP 超能力占卜	淺野八郎著	150元
11.	猶太數的秘術	淺野八郎著	150元
12.	新心理測驗	淺野八郎著	160元
13.	塔羅牌預言秘法	淺野八郎著	200元

・趣味心理講座・大展編號 15

1.	性格測驗（1） 探索男與女	淺野八郎著	140元
2.	性格測驗（2） 透視人心奧秘	淺野八郎著	140元
3.	性格測驗（3） 發現陌生的自己	淺野八郎著	140元
4.	性格測驗（4） 發現你的真面目	淺野八郎著	140元
5.	性格測驗（5） 讓你們吃驚	淺野八郎著	140元
6.	性格測驗（6） 洞穿心理盲點	淺野八郎著	140元
7.	性格測驗（7） 探索對方心理	淺野八郎著	140元
8.	性格測驗（8） 由吃認識自己	淺野八郎著	160元
9.	性格測驗（9） 戀愛知多少	淺野八郎著	160元
10.	性格測驗（10）由裝扮瞭解人心	淺野八郎著	160元
11.	性格測驗（11）敲開內心玄機	淺野八郎著	140元
12.	性格測驗（12）透視你的未來	淺野八郎著	160元
13.	血型與你的一生	淺野八郎著	160元
14.	趣味推理遊戲	淺野八郎著	160元
15.	行為語言解析	淺野八郎著	160元

・婦幼天地・大展編號 16

1.	八萬人減肥成果	黃靜香譯	180元
2.	三分鐘減肥體操	楊鴻儒譯	150元
3.	窈窕淑女美髮秘訣	柯素娥譯	130元
4.	使妳更迷人	成　玉譯	130元
5.	女性的更年期	官舒妍編譯	160元

6.	胎內育兒法	李玉瓊編譯	150 元
7.	早產兒袋鼠式護理	唐岱蘭譯	200 元
9.	初次育兒 12 個月	婦幼天地編譯組	180 元
10.	斷乳食與幼兒食	婦幼天地編譯組	180 元
11.	培養幼兒能力與性向	婦幼天地編譯組	180 元
12.	培養幼兒創造力的玩具與遊戲	婦幼天地編譯組	180 元
13.	幼兒的症狀與疾病	婦幼天地編譯組	180 元
14.	腿部苗條健美法	婦幼天地編譯組	180 元
15.	女性腰痛別忽視	婦幼天地編譯組	150 元
16.	舒展身心體操術	李玉瓊編譯	130 元
17.	三分鐘臉部體操	趙薇妮著	160 元
18.	生動的笑容表情術	趙薇妮著	160 元
19.	心曠神怡減肥法	川津祐介著	130 元
20.	內衣使妳更美麗	陳玄茹譯	130 元
21.	瑜伽美姿美容	黃靜香編著	180 元
22.	高雅女性裝扮學	陳珮玲譯	180 元
23.	蠶糞肌膚美顏法	梨秀子著	160 元
24.	認識妳的身體	李玉瓊譯	160 元
25.	產後恢復苗條體態	居理安・芙萊喬著	200 元
26.	正確護髮美容法	山崎伊久江著	180 元
27.	安琪拉美姿養生學	安琪拉蘭斯博瑞著	180 元
28.	女體性醫學剖析	增田豐著	220 元
29.	懷孕與生產剖析	岡部綾子著	180 元
30.	斷奶後的健康育兒	東城百合子著	220 元
31.	引出孩子幹勁的責罵藝術	多湖輝著	170 元
32.	培養孩子獨立的藝術	多湖輝著	170 元
33.	子宮肌瘤與卵巢囊腫	陳秀琳編著	180 元
34.	下半身減肥法	納他夏・史達賓著	180 元
35.	女性自然美容法	吳雅菁編著	180 元
36.	再也不發胖	池園悅太郎著	170 元
37.	生男生女控制術	中垣勝裕著	220 元
38.	使妳的肌膚更亮麗	楊　皓編著	170 元
39.	臉部輪廓變美	芝崎義夫著	180 元
40.	斑點、皺紋自己治療	高須克彌著	180 元
41.	面皰自己治療	伊藤雄康著	180 元
42.	隨心所欲瘦身冥想法	原久子著	180 元
43.	胎兒革命	鈴木丈織著	180 元
44.	NS 磁氣平衡法塑造窈窕奇蹟	古屋和江著	180 元
45.	享瘦從腳開始	山田陽子著	180 元
46.	小改變瘦 4 公斤	宮本裕子著	180 元
47.	軟管減肥瘦身	高橋輝男著	180 元
48.	海藻精神秘美容法	劉名揚編著	180 元
49.	肌膚保養與脫毛	鈴木真理著	180 元
50.	10 天減肥 3 公斤	彤雲編輯組	180 元

國家圖書館出版品預行編目資料

不孕症治療／周雲雁編著
－初版－臺北市，大展，民 92
面；21 公分－（健康加油站；3）
ISBN 957-468-262-5（平裝）
1. 不孕症

417.125　　92016821

【版權所有・翻印必究】

不孕症治療

ISBN 957-468-262-5

編 著 者／周　雲　雁
發 行 人／蔡　森　明
出 版 者／大展出版社有限公司
社　　址／台北市北投區（石牌）致遠一路 2 段 12 巷 1 號
電　　話／(02) 28236031・28236033・28233123
傳　　真／(02) 28272069
郵政劃撥／01669551
網　　址／www.dah-jaan.com.tw
E-mail／dah_jaan @pchome.com.tw
登 記 證／局版臺業字第 2171 號
承 印 者／國順文具印刷行
裝　　訂／協億印製廠股份有限公司
排 版 者／千兵企業有限公司
初版1刷／2003 年（民 92 年） 12月

定　價／200 元

●本書若有破損、缺頁敬請寄回本社更換●

大展好書　好書大展
品嘗好書　冠群可期

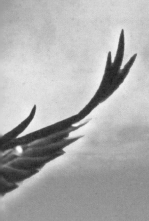